KB251403

원시인
다이어트

지은이 박용우

초판 1쇄 발행 2014년 9월 15일 **초판 2쇄 발행** 2015년 11월 10일
편집 정채영 **경영지원** 정은숙 **디자인** 권원영 **일러스트** 지성숙

펴낸이 송은숙 **출판 등록** 제2013-000009호
펴낸 곳 도서출판 겨리 **주소** 403-821 인천광역시 부평구 시장로12번길 21 302호
전화 070-8627-0672 **팩스** 0505-273-0672
이메일·원고투고 gyeori@gyeori.com **홈페이지** www.gyeori.com
블로그 blog.naver.com/gyeori_books **페이스북** www.facebook.com/Gyeoribooks

ISBN 978-89-957983-3-1   13510
· 책값은 뒤표지에 있습니다.

원시인 다이어트

박용우 지음

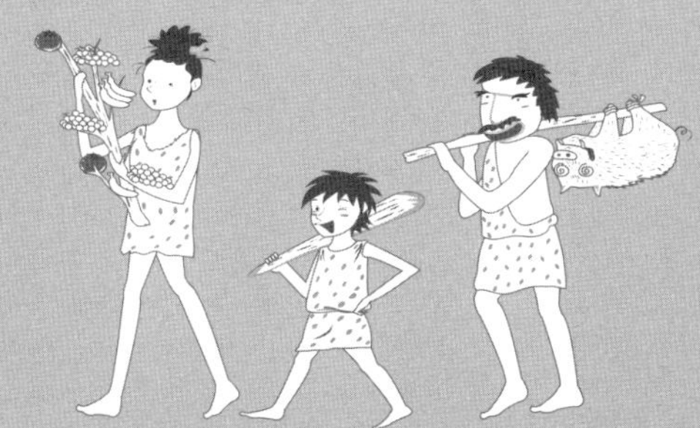

건강해져야 살이 빠진다

다른 의학 분야와 마찬가지로 비만에 대한 연구도 발전을 거듭하고 있다. 불과 몇 년 전만 해도 진리처럼 떠받들던 지식이 낡은 이론이 되고 속속 새로운 학설이나 주장이 쏟아져 나온다. 과거에는 식이요법과 운동만으로 비만을 해결하려 했다면 앞으로는 비만을 근본적으로 해결할 약물이 곧 등장할지도 모른다.

이 책에서는 새롭게 제기되는 비만 치료의 흐름을 반영하면서 누구나 쉽게 실천할 수 있는 다이어트 프로그램을 제시하려고 노력했다. 20년 가까이 비만 치료를 하면서 쌓은 소중한 임상 경험이, 또 내가 직접 12kg의 체중을 감량하고 지금까지 유지해 온 노하우가 모두 이 책 속에 담겨 있다. 물론 내 주장에 대한 반론도 있을 수 있기에 생산적인 비판과 토론은 언제든지 환영이다.

이 책에서 제시하는 다이어트 프로그램이 모든 사람들에게 똑같은 결과를 가져오지는 않을 것이다. 하지만 숱한 다이어트를 시도했다가 번번이 실패를 경험한 이들에게 원시인 다이어트가 분명히 도움이 될 것으로 확신한다.

사람들은 "건강해지기 위해 살을 뺀다"고 말한다.
하지만 나는 "건강해져야 살이 빠진다"고 말한다.

이것은 지금까지의 내 경험에서 우러나온 말이다. 다이어트의 시작은 체중계 눈금을 낮추는 것이 아니라 내 몸의 망가진 조절 기능부터 정상으로 만드는 것이다. 이 책과 만난 독자들이 가벼운 몸과 건강을 되찾는 것은 물론 올바른 다이어트의 전도사가 되었으면 하는 바람이다.

박용우

Part 1

지금까지는 왜
실패했을까

흔히 하는 말 중에 '돌팔이가 사람 잡는다'는 표현이 있다.
잘못된 다이어트 상식이나 방법대로 따라하다 살을 빼기는커녕
오히려 건강만 해칠 수 있다.

번번이 실패하는 다이어트, 이유가 있다

넘쳐나는 다이어트 정보

바야흐로 인터넷 시대다. 컴퓨터만 켜면 경제, 정치, 사회, 과학, 스포츠 등의 분야는 물론 건강정보도 손쉽게 얻을 수 있다. 하지만 수많은 건강정보 중에는 정말로 건강에 도움을 주는 유익한 정보가 있는가 하면 반대로 건강을 해치는 정보도 있다. 문제는 옥석을 가리지 않고 무분별하게 뇌에 입력한 정보가 어느 순간 행동으로 옮겨질 수 있다는 것이다.

해마다 새로운 다이어트 방법이 반짝 유행한다. 이런저런 방법으로 살을 뺐다는 연예인들의 다이어트 비법이 알려지면 인기검색어로 떠오른다. 하지만 정말 다이어트에 성공했다는 사람은 찾아보기 힘들다. 통계를 봐도 다이어트를 시도한 사람의 50%가 1년 이내에 원래 체중으로 돌아오고, 95%가 3년 이내에 원래 체중으로 돌아온다고 한다.

요요현상은 잘못된 다이어트의 결과다

요요현상을 겪는 것이 정상일까. 정답은 'No'. 요요현상은 잘못된 다이어트의 결과다. 나 역시 2001년 12kg 감량에 성공했는데, 지금까지 감량체중을 잘 유지하고 있다. 내가 단순히 운이 좋아서 요요현상이 없는 5%에 속한 것이 아니라 제대로 된 다이어트는 요요현상이 나타나지 않는다. 요요현상을 경험한 적이 있다면 그것은 어디까지나 잘못된 다이어트 정보를 받아들여 잘못된 다이어트를 했기 때문이다.

자신의 다이어트 상식부터 체크해 보자. 10가지 모두 정답을 맞춰 10점 만점이라면 이 책을 더 이상 읽을 필요가 없는 사람이다.

하지만 점수가 낮은 사람일수록 지금껏 머릿속에 차곡차곡 쌓아두었던 잘못된 다이어트 정보를 빨리 버려야 한다. 살은 '내가 내 몸에 대해 아는 딱 그만큼'만 정직하게 빠진다.

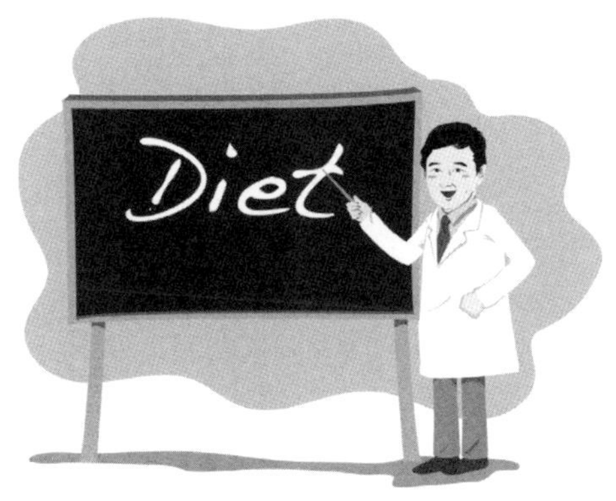

다이어트 Q & A

Q1 우리나라를 비롯한 전 세계에서 비만 인구가 꾸준히 늘어나는 이유는?

❶ 전보다 더 많이 먹고 움직이지 않아서
❷ 풍채가 좋아야 사회적으로 대접을 받아서
❸ 설탕 섭취가 늘어나면서 '천연 체중조절 시스템'의 기능이 떨어져서
❹ 영양제를 꾸준히 복용하는 사람들이 늘어나서

A … ❸ 이전보다 더 많이 먹고 움직이지 않아서 비만 인구가 늘어난다면 10년 전과 비교해 보라. 그때보다 지금 더 많이 먹고 적게 움직이는가? 당시에도 소식을 해야 장수한다고 했고 다이어트 열풍이 뜨거웠다. 비만은 '천연 체중조절 시스템'의 기능이 떨어져서 체중의 세트포인트가 상향 조정된 질병이다.

Q2 다음 중 다이어트에 도움이 되는 방법은?

❶ 저녁 6시 이후에는 절대 음식을 섭취하지 않는다.
❷ 점심과 저녁 사이에 호두 같은 견과류를 1줌 정도 먹는다.
❸ 매일 체중을 체크한다.
❹ 아침에 밥 대신 다이어트용 생식을 먹는다.

A … ❷ 다이어트 상식 중에는 '저녁 6시 이후로는 물도 마시면 안 되나'는 등 잘못된 정보가 의외로 많다. 저녁 6시 이후로는 물도 마시지 말라고 하면 밤늦게까지 일을 하거나 새벽공부를 하는 수험생들은 어떻게 할까. 마지막 식사를 잠자리에 들기 3시간 이내에만 피한다.

또 다이어트로 체지방이 빠지고 근육이 붙으면 실제로는 지방이 빠졌어도 체중 변화가 없어 실망스럽다. 체중 대신 체지방 검사를 받는다.

대부분 곡류로 만든 다이어트용 생식은 단백질이 적기 때문에 생식만 먹으면 근육 손실이 따른다. 반면 견과류는 오메가-3 지방산이 많고 포만감을 주기 때문에 적당량 섭취한다.

Q3 다이어트 후에 요요현상이 생기는 이유는?

❶ 의도적으로 낮추었던 섭취 열량이 다시 늘기 때문이다.
❷ 다이어트를 하는 동안 근육량이 감소했기 때문이다.
❸ 체중의 세트포인트는 제자리에 그대로 있는데 체중계 눈금만 낮췄기 때문이다.
❹ ①, ②, ③ 모두 요요현상의 원인이다.

A … ❹ 식사량을 줄이면 몸이 '긴장'하면서 신진대사 속도가 저하된다. 의도적으로 섭취하는 칼로리를 줄이면 체중은 줄지만 다이어트 후에 조금만 더 먹어도 신진대사가 떨어져 있기 때문에 체중이 금세 늘어난다.
　　만약 단백질 섭취량이 부족해 근육이 줄어들면 체중이 전과 같은 수준이 되더라도 지방이 더 늘어난다. 요요현상은 체중의 세트포인트는 제자리에 그대로 있는데 체중계 눈금만 낮추었기 때문에 생기는 현상이다.

Q4 인류 역사에서 비만 인구가 증가하게 된 첫 번째 역사적인 사건은?

❶ 농경사회로 진입하면서 농사를 짓기 시작했다.
❷ 산업혁명으로 식품의 대량생산이 가능해졌다.
❸ 패스트푸드 업체들이 등장했다.
❹ 인터넷의 보급으로 신체활동량이 줄었다.

A … ❶ 농사를 짓기 시작하면서 이전보다 곡류, 감자류, 콩류 같은 탄수화물 섭취량이 크게 늘었다. 이때부터 인류 역사에서 비만, 당뇨병 같은 질병이 등장하기 시작했다.

Q5 다음 중 식욕을 강하게 자극하는 호르몬은?

❶ 인슐린　　　❷ 렙틴　　　❸ 그렐린　　　❹ 콜레시스토키닌

A … ❸ 위장관에서 분비되는 그렐린이 식욕을 강하게 자극한다. 흔히 '배꼽시계'라고 하는 것이 그렐린의 작용이다. 위장에 음식물이 들어오는 순간부터 그렐린의 분비량이 줄어든다.

Q 6 과당 fructose에 대한 설명으로 잘못된 것은?

❶ 저과당은 설탕이나 액상과당에 들어 있는 단순당이다.
❷ 과당은 과일에도 들어 있다.
❸ 과당은 인슐린 분비를 자극하지 않기 때문에 많이 먹어도 살이 찌지 않는다.
❹ 과당은 내 몸을 속여서 포만감 신호가 늦게 나타나도록 한다.

A … ❸ 과당은 몸에서 나오는 '배고픔'의 신호를 억누르지 못한다. 그러다 보니 포만감이 늦게 찾아와 더 많이 먹게 만든다.

　때문에 과당을 많이 섭취하면 살이 찌기 쉽고, 특히 포도당과 함께 들어올 때 더 문제가 된다. 단당류인 포도당과 과당이 짝짓기한 이당류가 설탕이고, 액상과당에는 포도당과 과당이 함께 들어 있다.

Q 7 체중감량에 특히 도움이 되는 영양소가 아닌 것은?

❶ 크롬　　❷ 오메가-3 지방산　　❸ 비타민 D　　❹ 철분

A … ❹ 다이어트 기간에는 부족해지기 쉬운 영양소를 잘 공급해야 한다. 특히 에 필요한 비타민과 미네랄을 식품으로 충분히 섭취하기 힘들 때는 영양제로 복용하는 것이 좋다. 비타민 B군을 비롯해 비타민 C, 비타민 D, 칼슘, 마그네슘, 오메가-3 지방산, 크롬, 코엔자임 Q10 같은 영양소는 영양제 형태로 복용하는 것이 효과적이다.

Q 8 허리둘레를 줄이는 데 도움이 되는 방법은?

❶ 쇠고기, 돼지고기를 절대 먹지 않는다.
❷ 하루 한 끼를 밥 대신 고구마 2개만 먹는다.
❸ 하루 세 끼 모두 잡곡밥과 채소만 먹는다.
❹ 밥의 양을 지금보다 반 이하로 줄이고 대신 단백질 반찬으로 배를 채운다.

A … ❹ 뱃살의 주범은 기름진 음식이 아니라 탄수화물이다. 단순당이나 정제 탄수화물 섭취를 줄여야 하고, 탄수화물의 총섭취량도 함께 줄여야 한다. 잡곡밥과 채소만 먹는 경우 단백질 섭취량이 부족해 근육이 손실될 수 있다.

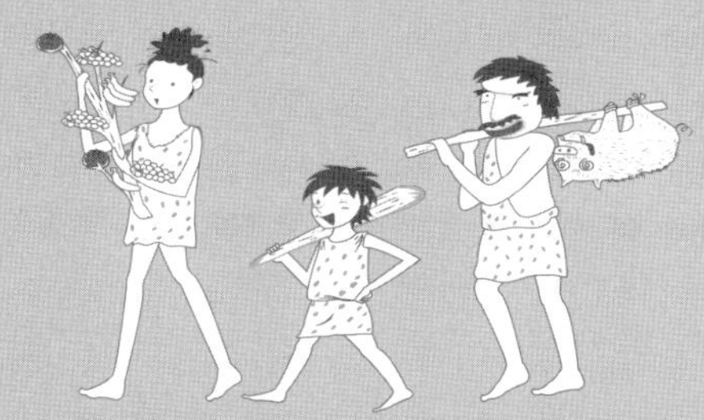

Q 9 다이어트를 할 때 투자한 시간에 비해 가장 효과적인 운동방법은?

❶ 유산소 운동   ❷ 근력운동   ❸ 인터벌 트레이닝   ❹ 마라톤

A … ❸ 다이어트를 할 때 운동은 무조건 '유산소 운동'을 해야 한다고 고집하는 사람들이 아직도 많다. 유산소 운동만 하면 근육 손실을 피하기 어렵다. 특히 무리한 다이어트를 반복해 근육량이 부족한 '저근육형 체형'은 유산소 운동만 할 경우 근육이 더 줄어든다.

이런 경우 근력운동을 해서 근육을 어느 정도 만든 다음 유산소 운동을 해야 효과를 볼 수 있다. 최근에는 고강도 인터벌 트레이닝이 관심을 끌고 있다. 짧은 시간 전력으로 운동하면서 중간에 휴식시간을 두는 운동법으로, 유산소 운동보다 운동시간이 짧아도 효과가 비슷하거나 오히려 더 크다.

Q 10 지금까지 다이어트에 실패한 원인은 무엇일까?

❶ 의지력이 약해서 꾸준히 실천하지 못했다.
❷ 칼로리가 높은 음식을 무조건 피해야 하는데 그렇게 하지 못했다.
❸ 유산소 운동을 1주일에 3번 이상 하지 못했다.
❹ 체중조절 시스템을 정상으로 되돌리고 세트포인트를 낮추지 못했다.

A … ❹ 다이어트는 의지력과의 싸움이 아니다. 의지력만으로는 내 몸의 본능적인 신호를 제압하기 어렵다. 무조건 칼로리를 계산해서 낮추는 방법도 실패한다. 내 몸의 본능적인 방어기전을 이해하지 못하고 몸을 '긴장'시키기 때문이다. 또한 다이어트를 위해서는 운동이 필요하지만 운동을 못해서 다이어트에 실패한 것도 아니다.

바쁜 현대인들이 하루 30분 이상의 유산소 운동을 매일 하기는 어렵다. 다이어트에 실패한 이유는 '체중조절 시스템'을 정상으로 되돌리고 세트포인트를 낮추지 못했기 때문이다.

너무 적게 먹으면 근육이 줄어든다

C씨는 40대 후반 직장 여성이다. 지금까지 사람들 입에 오르내린 다이어트 방법이라면 해보지 않은 것이 없다. 생식이나 다이어트 대용식은 새로운 제품이 나올 때마다 바로바로 사먹었다. 한방 비만클리닉을 찾아 한약도 먹었고 살이 빠진다는 주사도 맞았다. 매번 처음에는 체중이 조금 줄었지만 다시 원래 수준으로 돌아오거나 오히려 더 많이 늘었다.

평소 간식도 거의 안 먹고 식사도 많이 하는 편이 아닌데도 불구하고 조금만 신경을 덜 쓰면 체중이 바로 늘었다. 다만 아침식사는 출근 준비로 바빠 거르는 일이 많고 먹더라도 과일 몇 쪽이나 떡 한두 개로 대신했다. 점심은 구내식당에서 먹고, 저녁식사는 반드시 6시 이전에 끝냈다. 6시가 넘도록 저녁식사를 못하는 날은 아예 굶었다. 그러다 보니 허기를 참지 못하고 밤늦게 폭식을 하는 경우도 있었다.

비만클리닉을 찾은 C씨의 체지방을 검사했더니 지방을 제외한 나머지 체중 '지방제외 체중' 혹은 '제지방 체중'이라고 한다 이 형편없이 적었다. 다시 말해 같은 키와 체중을 가진 또래의 사람들보다 근육의 양이 훨씬 적다는 얘기다. 체중에 비해 아랫배도 심하게 많이 나와 있었다. 전형적인 '저근육형 복부비만', 이른바 '마른 비만'에 속하는 체형이었다.

원인이 무엇일까? C씨가 그동안 반복해 온 무리한 다이어트 때문이다. 기초대사량_{신체활동 없이 생존을 위해 소비하는 기초적인 신진대사량}에도 미치지 못할 정도로 무리하게 식사량을 줄이면 우리 몸은 생존에 꼭 필요한 단백질을 만들기 위해 근육에서 단백질을 빼낸다. 즉 지방뿐 아니라 근육 속의 단백질까지 줄어든다.

골격근과 지방량

	표준 이하	표준	표준 이상	표준 범위
체중(kg)	55 70 85 100	115 130	145 160 175 190 205 **53.0**	47.3~64.1
골격근량(kg)	70 80 90	100 110	120 130 140 150 160 170 **17.7**	21.1~25.9
체지방량(kg)	40 60 80 100	160 220	260 340 400 460 520 **19.3**	11.1~17.8

비만 진단

	표준 이하	표준	표준 이상	표준 범위
BMI(kg/m²)	10 15 18.5	21 23	30 35 40 45 50 55 **20.0**	18.5~23.0
체지방률(%)	8 13 20	23 28	33 38 41 48 53 58 **36.4**	18.0~28.0
복부 지방률	0.60 0.65 0.70	0.75 0.80	0.85 0.90 0.95 1.00 1.05 1.10 **0.82**	0.70~0.80

C씨의 체성분 분석 결과 검사결과를 보면 골격근량이 턱없이 부족하다. 무리한 다이어트를 반복하면 근육량이 크게 줄어 든다. C씨는 키와 몸무게로 계산한 신체비만치수(BMI)는 20으로 정상이지만 체지방률은 36.4%로 비만이다. (정상은 25% 이하)

근육이 줄어들면 '살이 안 빠지는 체질'로 변한다

근육 속의 단백질이 줄어들면 근육의 크기 자체가 줄어 기초대사량이 더 떨어지는 악순환이 이어진다. 마치 중형차를 소형차로 바꾸는 것과 마찬가지다. 소형차는 같은 거리를 달려도 덩치가 큰 중형차에 비해 기름을 적게 소비한다. 우리 몸도 근육이 줄어들면 똑같이 활동을 해도 지방이 적게 연소된다.

지방이 적게 연소되면 아무리 적게 먹어도 체중이 더 이상 빠지지 않는다. 그러다 배고픔을 더 참지 못해 식사량이 조금 늘면 어떻게 될까? 체중은 기다렸다는 듯이 '가볍게' 다시 예전 수준으로 돌아온다.

이때 늘어나는 체중은 대부분 지방이다. 근육을 빼앗긴 우리 몸이 '긴장' 상태를 늦추지 않고 들어오는 여분의 에너지를 지방의 형태로 비축하려 들기 때문이다. 근육은 식사량을 늘린다고 쉽게 붙지 않는다. 때문에 에너지를 소비하는 근육은 줄어들고 지방이 늘어 원래 체중이 되면 점점 '살이 안 빠지는 체질'이 돼버린다.

C씨에게는 우선 평소보다 '더 먹도록' 주문했다. 아침식사는 반드시 챙겨 먹고, 저녁도 6시 이전에만 먹는 것으로 생각하지 말라고 했다. 대신 밥은 잡곡밥이나 현미밥으로 먹되 양은 반 공기를 넘지 않도록 했다. 식사량을 줄이는 대신 끼니는 하루 4끼로 늘렸다.

단백질 섭취도 강조했다. 근육 손실을 막기 위해 고기나 생선을 잘 챙겨 먹고, 하루 4끼 중 한두 끼는 아예 단백보충용 식품을 복용해 하루 60g 이상의 단백질을 섭취하도록 했다.

그동안의 무리한 다이어트 때문에 뚝 떨어져 있는 기초대사량을 올리기 위한 근력운동도 필요했다. 때문에 헬스클럽에 등록해 덤벨체조 같은 근력운동을 꾸준히 하도록 권했다.

이렇게 하자 C씨의 체중은 2kg가량 줄었고 그토록 스트레스를 주었던 아랫배가 무려 3인치나 줄었다. **살을 빼려면 무조건 '적게' 먹는 것이 아니라 '제대로' 먹어야 한다.**

'의지력'만으로 다이어트에 도전하면 실패한다

뚱뚱한 사람들은 의지가 약하다?

흔히 뚱뚱한 사람들은 의지력이 약해서 많이 먹기 때문에 살이 찌는 것으로 생각한다. 하지만 잘못된 생각이다. 의지력이 약해서 뚱뚱해지는 것이 아니라 뚱뚱한 사람들은 유전적으로 외부 환경의 변화나 스트레스에 대한 적응력이 약하다. 때문에 남들보다 쉽게 살이 찌고 불어난 체중은 쉽게 빠지지 않는다.

어렸을 때 물 속에서 누가 오래 버티는지 시합을 해본 경험을 떠올리면 이해하 쉽다. 내 의지력은 어떻게든 이기기 위해 '좀 더, 더!' 하며 버티려 들지만 어느 순간 내 몸은 공기를 찾아 물 밖으로 고개를 내밀고 만다.

다이어트도 마찬가지다. 아무리 먹지 않으려는 의지가 강해도 생리적인 배고픔을 이길 수는 없다. 이제까지 다이어트에 실패한 이유는 의지력만으로 살과의 전쟁을 해왔기 때문이다.

천연 체중조절 시스템은 강력한 힘을 발휘한다

대학병원 비만클리닉에 있을 때 '위장 내 풍선장치'라는 치료법을 사용한

적이 있다. 인체에 무해한 실리콘 재질로 만든 풍선을 위내시경을 이용해서 위장에 넣은 다음 생리식염수를 채워 위장의 크기를 줄이는 방법이다. 위장 안에 500cc 크기의 공이 들어 있으니 조금만 먹어도 포만감이 생겨 자연스럽게 먹는 양이 줄어든다. 그런데 똑같이 이 시술을 해도 다이어트에 성공하는 사람이 있는가 하면 그렇지 못한 경우도 있다.

L(여·19세)양은 초등학교 5학년 때부터 심하게 살이 찌기 시작해 중학교 2학년 때 내가 있는 병원을 찾아왔다. 당시 체중이 80kg이었는데, 한 달간 식이요법과 운동으로 75kg까지 감량했다. 하지만 고등학생이 되면서 공부에 매달리자 체중이 다시 급격히 늘었다. L양은 대학에 입학하자마자 휴학계를 내고 다시 나를 찾아왔다. 6개월 동안 적극적으로 살을 빼는 데만 전념하겠다고 했다. 당시 체중 99.7kg, 체지방율 50%의 고도비만이었다.

이런 L양에게 위장 내 풍선장치를 시술했는데, 6개월 후 풍선장치를 제거할 때까지 무려 30kg의 체중을 감량할 수 있었다. L양의 적극적인 의지와 노력으로 처음 6주 동안은 체중이 잘 감량됐다. 그 이후에는 감량 속도가 줄어 약물치료를 병행했다. 6개월 이후에도 감량체중을 유지하면서 세트포인트가 안정될 때까지 간간이 약물치료를 했다.

중학교 때부터 체중이 늘기 시작한 K(여·19세)양은 고등학교 2학년 때 처음 나를 찾아왔다. 치료를 통해 3개월 동안 약 18kg을 감량했다. 하지만 대학 입학에 실패하면서 스트레스, 불규칙한 생활습관으로 인해 다시 이전 체중으로 돌아간 K양은 어머니 손에 이끌려서 다시 병원을 찾아왔다. 그때의 체중이 134.4kg, 체지방율은 53%였다.

K양 자신은 체중감량에 대한 의지가 전혀 없었지만 어머니의 요청 때문에 위장 내 풍선장치를 시술했다. 시술 후 병원에 있는 첫 1주일 동안은 체중이 8kg이나 빠졌는데, 퇴원한 후로는 한 번도 병원에 오지 않았다. 그래서 풍선장치를 제거하기 위해 어렵게 K양에게 연락을 취했다. 위장 내 풍선장치를 6개월이 넘도록 그냥 두면 터져서 장을 막는 응급상황이 생길 수 있다.

4개월 만에 풍선장치를 제거하기 위해 병원에 온 K양의 체중은 130.5kg으로 감량 전과 비슷한 상태였다. 500cc의 생리식염수가 들어 있는 풍선이 위장을 빈틈없이 채우고 있는 데도 불구하고 체중의 변화가 거의 없었던 것이다. K양에게 그동안 어떻게 식사를 했는지 묻자 그녀는'한 번에 많이 먹기 힘들어서 조금씩, 쉬지 않고 먹었다'고 했다. 우리 몸의 '천연 체중조절 시스템'은 이렇게 강력한 힘을 발휘하고 있다.

'의지력'만으로 다이어트가 안 되는 이유

하루 6시간을 자던 사람에게 갑자기 하루 3시간만 자라고 하면 어떻게 될까? 처음 며칠은 그럭저럭 버티지만 3~4일이 지나면 쏟아지는 잠을 피하지 못해 머리를 책상에 박고 잠이 들어버린다. 마찬가지로 거의 굶을 정도로 무리하게 식사량을 줄인 이후에 밀려오는 강한 식욕은 의지력만으로 해결하지 못한다. 때문에 의지력만으로 다이어트를 하겠다고 덤비는 것은 달걀로 바위치기만큼 어리석은 일이다.

무조건 적게 먹는 방법으로 내 몸을 '긴장'시키면, 체중을 유지하려는 내 몸의 조절기능이 '비상 사태'로 인식해서 대처한다. '의지력'만으로는 참기 힘든 강한 식욕으로 현재의 체중과 체지방을 유지하려 든다.

뇌의 시상하부에 있는 체중조절점, 세트포인트

우리 몸은 내 의지와 관계없이 본능적으로 일정한 체중과 체지방을 유지하려 든다. 뇌의 시상하부에 체중조절점인 세트포인트 Setpoint 가 있어서 많이 먹든, 적게 먹든 이 세트포인트에서 벗어나지 않으려고 애쓴다. 내가 의식하지 않더라도 항상 체온이 36.5도로 유지되는 것처럼 몸 스스로 체중을 조절하는 것이다.

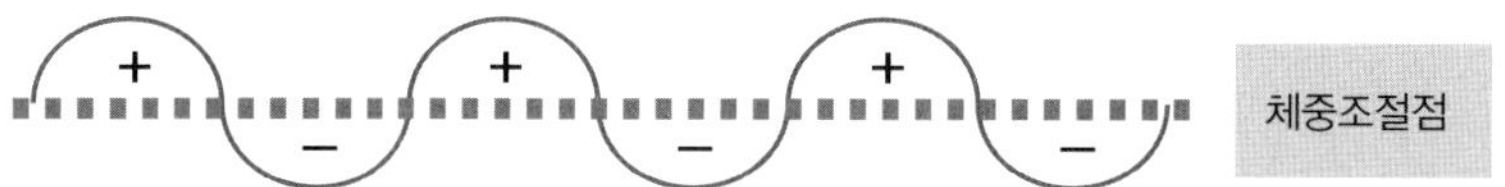

우리 몸의 에너지 밸런스는 식사를 하면 '+' 방향으로, 식사를 마치고 수저를 내려놓는 순간부터는 '−' 방향을 향해 간다. 이렇게 '+'와 '−'를 반복하면서도 체중이 늘 일정한 수준을 유지하는 것을 세트포인트 이론이라고 한다.

그렇다면 저마다 정해진 세트포인트를 철저하게 유지하려는 천연 체중조절 시스템이 가동되고 있는데 왜 살이 찌는 것일까.

세트포인트는 유전적 요인과 환경 2가지 모두의 영향을 받아 결정된다. 이른바 '비만을 유발하는' 21세기에 살고 있는 우리들은 끊임없이 천연 체중조절 시스템을 공격하는 요인에 노출돼 있다.

　체중조절 시스템이 환경 변화에 적응하기 위해 세트포인트를 상향 조정하면 어떻게 될까. 20대에 65kg을 유지하던 사람이 회사에 들어가면서 불규칙한 식습관이나 과음, 스트레스 등으로 인해 세트포인트가 80kg으로 상향 조정되는 경우 몸은 80kg을 자신의 체중으로 새로 인식한다. 그 결과 천연 체중조절 시스템은 어떻게 해서든지 80kg을 유지하기 위해 전력을 다한다. 결국 천연 체중조절 시스템이 흔들리면서 세트포인트가 상향 조정되는 것이 비만의 원인이다.

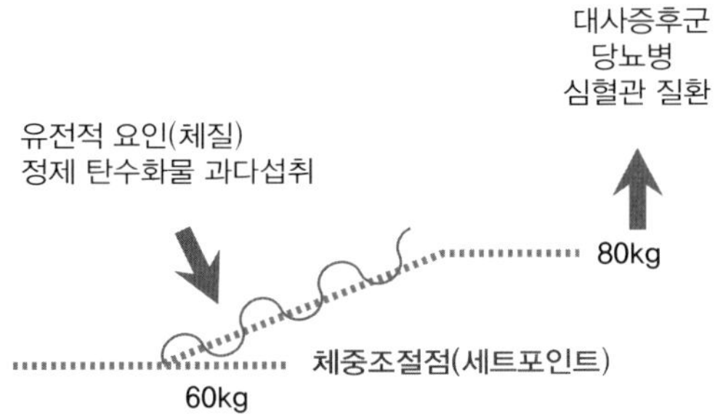

비만은 세트포인트가 상향 조정돼 생긴 결과다. 때문에 살을 빼려면 세트포인트를 원래 수준으로 '리셋'시키고 '천연 체중조절 시스템'을 정상으로 만들어야 한다.

칼로리 계산은
이제 그만!

칼로리를 줄줄 외워도 안 빠지는 살

20대 후반의 S양은 자타가 공인하는 '워킹 칼로리북'이다. 고등학교 때 다이어트를 처음 시작한 이후 시중에 나와 있는 다이어트 관련 책이라는 책은 모두 섭렵했다. 또 칼로리를 줄줄 외우고 있어서 어떤 음식을 보기만 해도 몇 칼로리라는 계산이 정확하게 나온다.

나는 그녀의 해박한(?) 다이어트 지식에 놀랐고, 숙제로 내준 식사일기에 본인이 칼로리를 일일이 기록하고 내용까지 분석해 오는 바람에 두 번 놀라야만 했다.

S양처럼 음식의 칼로리를 입에 줄줄 외우고 다니는 데도 왜 쉽게 살이 빠지지 않아 결국 비만클리닉을 찾게 되는 걸까?

아직도 칼로리를 중요하게 생각해서 1,200kcal 또는 1,500kcal의 식단을 짜주는 다이어트 클리닉들이 많다. 다이어트를 하려면 정말로 칼로리를 따져서 먹어야 할까. 정상 체중을 가진 사람들은 1년 전이나, 지금이나 체중이 거의 차이가 없다. 식사 때마다 칼로리를 일일이 계산하면서 먹는 것도 아닌데 말이다.

똑같은 음식을 먹어도 흡수되는 칼로리가 다르다

과학 실험을 한다고 생각해 보자. 1kg의 납으로 만든 공과 1kg의 솜 덩어리를 진공 상태에서 떨어뜨리면 어떤 것이 먼저 떨어질까? 교과서를 다시 펼칠 필요도 없이 두 가지가 동시에 떨어진다.

그렇다면 납과 솜을 한강다리 위에서 떨어뜨리면? 결과는 납으로 만든 공이 먼저 떨어진다. 눈에 보이지는 않지만 공기 저항이 있기 때문이다.

칼로리의 개념도 이와 비슷하다. 음식을 실험실 안에서 태우면 계산한 것과 똑같은 칼로리가 나온다. 실험실에서 계산한 강낭콩 100kcal와 콜라 100kcal는 칼로리가 같다. 하지만 이 2가지 음식이 몸 안으로 들어와 소화·흡수돼 대사되는 과정에서는 '공기 저항'이 떨어지는 물체가 떨어지는 속도에 영향을 미치는 것처럼 다른 요소들이 작용해 실제로 몸에 흡수되는 칼로리가 달라진다.

다시 말해 우리가 매일 식사를 통해 섭취하는 칼로리가 같더라도 개인마다 소화나 흡수 속도는 모두 다르다. 뿐만 아니라 음식에 들어 있는 영양분의 조성에 따라 대사과정이 더욱 복잡해지고 호르몬 분비, 식욕, 포만감을 조절하는 물질을 만드는 데도 영향을 미쳐 이런 결과가 나오는 것이다.

섭취한 음식이 대사되는 과정에서 생긴 정보는 유전자에 입력되고, 이것이 또다시 대사 조절에 관여한다. 사람마다 얼굴 생김새가 다르고 키, 피부·눈동자의 색이 다른 것도 모두 유전자 때문이다. 유전자는 부모로부터 물려받은 그대로 자식에게 전해주는 것이 아니라 매일매일 우리 몸에서 벌어지는 생화학적, 생물학적 상황을 조절하면서 조금씩 변화한다. 호르몬이나 뇌의 신경전달물질 분비는 물론 혈압, 콜레스테롤, 기분 변화, 노화에 이르기까지 유전자가 관여하지 않는 것은 하나도 없다.

그런데 유전자는 우리가 섭취하는 음식의 영향을 받는다. 우리가 먹는 음식은 단순히 칼로리만 내는 에너지원으로만 이용되는 것이 아니다. 음식 속에 숨어 있는 정보가 유전자에 고스란히 입력돼 건강에 크고 작은 영향을 끼친다. '내가 먹은 음식이 곧 내가 된다'는 말도 있지 않은가.

우리 몸은 스스로 일정 체중, 체지방을 유지한다

우리 몸은 단순한 기계덩어리가 아니다. 지각과 사고력을 가지고 있는 살아있는 유기체다. 몸에서는 본능적으로 필요한 에너지를 요구하고, 들어온 에너지를 적절하게 사용하면서 균형을 맞춘다.

하루 평균 2,500kcal를 섭취하고 소비한다고 가정하면 1년이면 90,000kcal이다. 여기서 하루 5%의 오차가 발생한다고 생각하면 2,500kcal의 5%이므로 125kcal이다. 콜라 1잔에 해당하는 칼로리인데, 매일 5%의 오차가 발생하는 경우 1년이면 6.5kg의 체중 변화가 생긴다. 하지만 우리 몸은 매일 단 5%의 오차도 허용하지 않을 정도로 정교하게 에너지 밸런스를 조절한다. 오늘 저녁 식사를 하면서 삼겹살을 1인분 더 먹었다고 그것이 바로 지방으로 비축되지는 않는다는 얘기다.

주변을 둘러 보라. 칼로리를 일일이 계산하면서 식사를 하는 사람이 있는가? 그렇게 하지 않아도 되는 이유는 우리 몸의 정교한 '천연 체중조절 시스템'

이 한 치의 오차도 없이 일정한 체중과 체지방을 유지하기 위해 고군분투하고 있기 때문이다.

내 몸이 '긴장'하면 살이 빠지지 않는다

칼로리를 계산해서 1,200~1,500kcal의 저칼로리 식사를 하면 누구나 살이 빠지는 것일까. 처음에는 체중계 눈금이 줄어들 수 있다. 하지만 어쩌다 한 번이 아니라 계속해서 내 몸에서 요구하는 양보다 적게 들어오면 몸이 '긴장'할 수밖에 없다.

몸이 긴장하면 현재의 체중과 체지방을 유지하기 위해 '천연 체중조절 시스템'이 뇌에 신호를 보낸다. 위장관에서는 '그렐린'이라는 호르몬이 분비되면서 배고픔을 심하게 느낀다. '꼬르륵' 소리와 함께 배꼽시계에서 신호를 보내는 것이 그렐린 호르몬이다. 지방 세포에서 분비되는 렙틴 호르몬은 뇌에 대고 '렙틴이 부족하다'고 소리친다. 이렇게 되면 뇌는 곧바로 신진대사 속도를 뚝 떨어뜨려 에너지 소모를 최대한 줄인다. 동시에 강한 허기감을 느껴 먹을 것을 찾도록 만든다. 또 '긴장'한 몸은 본능적으로 위기상황에 대처하기 위해 지방을 비축하려 든다.

음식에 대한 욕구는 전보다 더 강하게, 자주 나타난다. 처음에는 다이어트를 한다고 배고픔을 참고 견딜 수 있지만 어느 순간 의지만으로 허기를 극복하는 데는 한계가 있다. 결국 밥솥을 열어 허겁지겁 밥을 찾고 냉장고를 미친 듯이 뒤지게 된다.

유행 다이어트가 실패할 수밖에 없는 이유

이제껏 유행했던 수많은 다이어트는 칼로리를 따져 적게 먹어서 살을 빼는 방법이 대부분이다. 이 경우 한 달 만에 10kg을 빼든, 15kg을 빼든 결국 요요현상으로 원래 체중으로 돌아간다.

그렇다면 왜 아직도 '칼로리가 중요하고, 무조건 적게 먹어야 살이 빠진다'고 생각하는 사람들이 많은 걸까. 21세기를 살고 있으면서도 아직도 1970년대 수준에 머물러 있는 다이어트 방법들이 유행하기 때문이다. '많이 먹고 적게 움직여서' 비만이 되는 것으로 생각했던 시절에는 '적게 먹고 더 움직이면' 된다고 생각했다. 하지만 그렇게 해도 비만 인구는 해마다 늘어나고 있다. 결국 원인을 잘못 알고 있기 때문에 잘못된 처방이 나오는 것이 아닐까.

비만은 우리 몸의 '천연 체중조절 시스템'에 결함이 생길 때 찾아온다. 이 시스템을 정상으로 돌려놓고 상향 조정된 세트포인트를 끌어내려야 살을 뺄 수 있다. 세트포인트는 그대로 있는데 체중만 무리하게 세트포인트 아래로 낮추면 '긴장'한 몸은 본능적으로 섭취하는 음식물을 쓰지 않고 지방의 형태로 비축하려 든다. 또한 에너지 밸런스가 '－'인 상황에서는 지방만 사용하는 것이 아니라 단백질의 일부를 에너지원으로 사용하므로 근육 속의 단백질이 줄어들기 마련이다.

이뿐만이 아니다. 한번 '기아상태'를 체험한 우리 몸은 세트포인트를 더 높이 올려 이전보다 지방을 더 많이 쌓아두려는 경향을 보인다.

S양의 경우 '앞으로는 칼로리를 계산하지 말라'고 했다. 그보다는 세트 포인트를 올리는 음식을 피하면서 세트포인트를 낮추는 음식 위주로 섭취하도록 했다.

단순당(설탕, 액상과당)이 많이 들어간 음식, 정제한 흰 밀가루로 만든 빵이나 면류, 트랜스지방이 들어 있는 음식이 세트포인트를 올리는 대표적인 음식들이다.

반대로 세트포인트를 낮추는 데 도움이 되는 음식으로는 식이섬유(채소, 해조류 등), 양질의 단백질, 오메가-3 지방산이 풍부한 음식(아마씨, 호두, 생선, 해산물) 등이 있다.

설탕이 많이 들어간 자판기 커피나 커피믹스는 무지방 우유나 녹차, 갈아 만든 두유(단순당을 가미하지 않은 제품)로 바꿔 마시도록 했다. 간식도 과자 대신 삶은 달걀이나 견과류를 권했다. 두 달 만에 자신의 목표 체중으로 살을 뺀 S양은 지금도 감량한 체중을 잘 유지하고 있다.

● 세트포인트 체크리스트

❶ 최근 3개월 사이에 체중이 2kg 이상 늘거나 줄었다.
❷ 이전보다 배 주위에 살이 많이 붙었다.
❸ 단 음식(설탕이 들어간 인스턴트커피나 과자, 케이크, 청량음료 등)이
   자주 먹고 싶다.
❹ 빵, 국수, 파스타 같은 당질 위주의 음식을 자주 먹는다.
❺ 식사 후에 심하게 졸리거나 갑자기 기운이 쭉 빠진 경험이 있다.
❻ 아침식사를 거른다.
❼ 하루 수면시간이 평균 6시간 미만이다.
❽ 일상생활에서 스트레스가 많은 편이다.
❾ 술을 일주일에 3회 이상 자주 마신다.
❿ 신체 활동량이 거의 없는 편이다.

3개 이상 : 이미 세트포인트가 흔들리기 시작했거나 흔들릴 위험이 높다.
5개 이상 : 체중조절 시스템의 이상으로 세트포인트가 올라가고 있는
              단계일 가능성이 높으니, 비만 전문의와 상의하는 것이 좋다.

두 끼만 먹는다고
살이 빠질까

바빠서, 입맛이 없어서 아침을 거르는 사람들

29세인 L씨는 공연배우다. 공연을 준비할 때는 아침을 먹을 겨를도 없고, 점심식사도 연습 중간에 식사를 배달시켜 먹는 날보다는 빵과 우유로 때우는 경우가 더 많다. 집에 돌아오면 피곤이 쌓여 저녁을 먹고 바로 잠자리에 든다.

그러다 보니 공연이 없을 때도 습관적으로 아침식사를 거른다. 점심은 느지막이 먹고 간식으로는 콜라를 즐겨 마신다. 점심이 늦으니 저녁식사도 늦고, 친구들과 외식을 하지 않는 날은 밤늦게 저녁식사를 하고 바로 잠자리에 든다. 이런 생활을 한 L씨는 2년 전보다 체중이 20kg이나 늘어 병원에 왔다.

바쁘고 입맛이 없어서, 또 다이어트를 위해 L씨처럼 아침식사를 거르는 이들이 많다. 비만클리닉을 찾아온 사람들의 50% 이상이 '아침을 거른다'고 응답했다. 하루 두 끼만 먹으면 과연 살이 빠질까.

스모 선수들이 거대한 몸을 만드는 비결

일본 스모 선수들의 식습관을 살펴보면 쉽게 답이 나온다. 스모 선수들은 거대한 체구를 타고나는 것일까. 대부분은 그렇지 않다. 유명한 스모 선수들의 어린 시절 사진을 보면 다른 아이들과 크게 차이를 보이지 않는다.

스모 선수들은 보통 새벽 4~5시에 일어나 아침식사를 거른 채 5시간 동안 '게이코'라고 하는 고된 훈련을 시작한다. 정오가 돼서야 이 훈련이 끝나면 목욕을 하고 점심식사를 한다.

이들이 먹는 식사는 '찬코나베'라고 해서 큰 냄비에 큼직하게 자른 생선이나 고기, 달걀, 해산물은 물론 각종 채소, 두부, 콩, 면이나 밥까지 넣은 고칼로리의 음식이다. 여기에 맥주나 사케까지 곁들이기도 한다.

이 식사가 끝나면 몇 시간 동안 낮잠을 푹 잔다. 잠에서 깨면 곧바로 저녁식사를 한 다음 다시 잠자리에 든다. 다음날에는 다시 새벽 일찍 잠에서 깨어 똑같은 일상을 반복한다.

결국 엄청난 양의 식사와 식사 직후의 수면으로 체중을 빠르게 늘리는 것이다. 이런 생활을 몇 년간 반복해 거구의 몸을 만든다. 때문에 스모 선수들은 30세가 넘으면 선수생활을 지속하기 어렵고 수명도 짧은 편이다.

건강하게 살 빼려면 끼니를 거르지 마라

스모 선수들의 생활을 통해 얻을 수 있는 교훈이 2가지 있다. 우선 스모 선수들은 절대 아침식사를 하지 않는다. 이들이 일어나자마자 하는 일은 강도 높은 운동이다. 아침을 거르고 고강도의 운동을 5시간 이상 하면 이들의 몸은 극도로 허기진 상태가 된다. 따라서 평소 먹던 것보다 몇 배나 많은 양을 폭식한

다. 일반적으로 한 끼니를 거르면 다음 끼니에서는 과식이나 폭식을 하게 될
위험이 높아진다.

게다가 본격적으로 에너지를 받아들여 하루를 시작해야 하는 아침시간에
음식이 들어오지 않으니 몸이 '기아상태'에 빠지게 될지 모른다는 생각에 잔뜩
긴장한다. 때문에 점심에 들어오는 음식은 저장해 두려는 경향을 보인다. 다
시 말해 지방으로 쌓아두는 것이다.

때문에 건강하게 체중을 감량하려면 끼니를 거르는 것은 금물이다. 끼니를
거르면 허기를 심하게 느껴 대부분 다음 끼니에 과식이나 폭식으로 이어진다.

특히 아침식사는 하루 세 끼 중에서도 중요하다. 미국에서 14kg 이상 감량
한 체중을 1년 이상 잘 유지하고 있는 3,000명을 대상으로 조사한 결과, 전체
의 78%가 '매일 꼬박꼬박 아침을 챙겨 먹는다'고 응답했고 '아침을 먹지 않는
다'는 응답자는 4%에 불과했다.

또 다른 연구에서는 아침을 먹지 않는 사람들은 아침을 먹는 사람들보다 콜
레스테롤이 더 높았고, 인슐린에 대한 반응이 더 떨어지는 것으로 나타났다.
다이어트를 위해서는 섭취한 칼로리가 몇 칼로리인지 따지는 것보다는 일정한
시간에 식사를 하는 것이 더 중요하다는 얘기다.

잠들기 3시간 이내에 먹는 것은 금물

스모 선수들은 또 식사를 마치자마자 잠자리에 든다. 오랜 경험으로 먹자
마자 자는 것이 체중을 늘리는 데 좋은 방법임을 알고 있기 때문이다.

잠을 자고 있는 동안 우리 몸은 낮 시간 동안 손상된 세포와 조직을 수리하고 재생하는 모드로 바뀐다. 잠들어 있는 동안 성장호르몬 분비가 활발해지기 때문이다. 이런 이유에서 한참 성장하는 시기의 청소년들을 아침에 잠자리에서 일어날 때 보면 키가 부쩍 커졌다는 느낌이 들 때가 있다.

수면 중의 신진대사 속도는 깨어 있을 때보다 현저히 떨어진다. 때문에 에너지 소비량이 감소하고 소화되지 않은 음식은 위장관에 그대로 남아 서서히 소화되면서 대부분 지방으로 쌓인다.

따라서 잠들기 3시간 이내에는 절대 음식을 먹지 말아야 한다. 음식은 깨어 있는 동안에 충분히 소화시켜야 한다. 아침을 거르는 사람들은 저녁식사 이후에도 배고픔을 느껴 야식을 하는 경우가 많다. 야식을 피하려면 반드시 아침식사부터 챙겨 먹어야 한다.

저녁 6시 이후에는 물도 마시지 않는다는 다이어트 상식은 잘못된 것이다. 저녁식사를 너무 일찍 하고 배고픔을 이겨내지 못해 잠자기 전에 냉장고 문을 여는 것보다는 저녁 7~8시에라도 저녁식사를 먹는 편이 더 낫다. 밤참을 먹으면 소화되지 않은 음식물로 인해 다음날 아침에는 입맛이 떨어져 식사를 거르는 악순환이 계속된다.

L씨에게는 아침식사를 꼭 챙기도록 했다. 바쁘면 편의점에서 저지방 우유와 샌드위치라도 사먹도록 했다. 처음에는 아침을 먹는 것이 익숙하지 않다던 L씨는 시간이 지나면서 아침에 허기를 느껴 반드시 아침식사를 챙겨 먹어야 하루를 시작할 수 있게 되었다.

제대로 아침식사를 하면 점심식사와 저녁식사도 일정한 시간에 할 수 있게 된다. 규칙적인 식습관이 자리를 잡자 L씨 자신이 몸의 변화를 느껴 더 열심히 실천했다.

점심과 저녁 사이에 출출할 때는 무지방 우유를 마시거나 호두, 해바라기씨, 호박씨 등을 간식으로 먹게 했다. 물론 빵으로 점심을 때우거나 콜라를 마시는 것은 피하도록 했다. 또 취침 3시간 전에는 절대 음식을 먹지 못하게 했는데, 저녁식사 시간이 앞당겨지니 자연스럽게 잠자기 3시간 내에 음식을 먹는 일이 사라졌다. 이렇게 생활습관만 바꾸었을 뿐인데 L씨는 6개월 만에 20kg을 감량해 예전의 날씬한 몸매를 되찾았다.

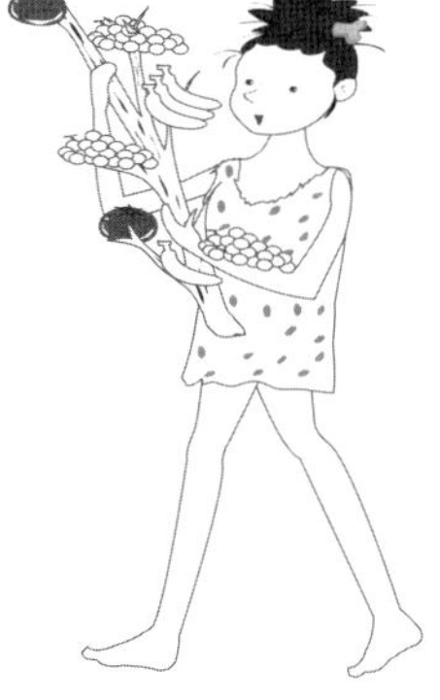

'기름진 음식'이
비만의 주범이라고?

지방을 줄여도 체중에 변화가 없다면?

52세인 K씨는 중소기업을 경영하는 사장님이다. 5년 전 가슴이 뻐근해서 병원을 찾았다가 심장근육으로 가는 큰 혈관이 2개나 막혔다는 얘기를 들은 후로는 하루 2갑씩 피우던 담배를 뚝 끊었다.

하지만 담배를 끊자 두 달 만에 체중이 5kg이나 늘었다. 하루 30분씩 규칙적으로 걷고 기름진 음식을 피하라는 담당의사의 말에 '잘못하면 나이 60도 못 넘기고 죽을지도 모른다'는 불안감 때문에 K씨는 평소 좋아하는 고기를 완전히 끊었다. 뿐만 아니라 지방이 많이 들어 있는 음식은 무조건 피했다.

하지만 뱃살은 쉽게 빠지지 않았고 1년 전에는 가슴 통증이 다시 심해져 심장 혈관을 풍선으로 확장시켜 그물철망 스텐트을 삽입하는 시술을 받아야 했다. 시술 후 '뱃살을 빼지 않으면 관상동맥 우회술이라는 수술까지 받아야 할지 모른다'는 의사의 말에 급기야 나를 찾아왔다.

K씨처럼 저지방 식사를 하는 데도 왜 체중에 별다른 변화가 없을까. 지방을 적게 먹어도 단순당이나 전분류 탄수화물 섭취량이 많으면 살이 빠지기는 커녕 더 찐다.

지방 섭취량을 줄여도 비만 인구는 늘고 있는 미국

지난 40여 년간 미국인들은 칼로리 밀도가 높아 '비만의 주범'이며 동맥경화를 일으켜 '건강의 적'으로 이야기하는 지방 섭취를 줄이려고 노력해 왔다. 1977년 맥거번 McGovern 미국 상원의원은 '영양문제 특별위원회 보고'를 통해 가공식품과 육류를 주로 먹는 미국인들의 식생활이 성인병의 주요 원인이라며 지방 섭취량을 줄여야 한다고 주장했다. 이후 미국 심장학회는 정부와 함께 저지방 식단 캠페인을 벌였고, 식품가공업계도 발 빠르게 '저지방' 식품들을 속속 내놓았다.

이런 노력으로 인해 1960년대 총 섭취 에너지의 42%를 차지하던 지방 섭취는 현재 34%까지 낮아졌다. 하지만 40년 전에 비해 비만 인구는 무려 3배나 증가했고, 현재 과체중 인구가 전체 인구의 65%를 차지한다.

아메리칸 패러독스의 비밀

지방을 전보다 더 적게 먹고 있는데도 불구하고 비만 인구는 계속 늘고 있는 이른바 '아메리칸 패러독스 American Paradox'의 비밀은 무엇일까.

가장 중요한 이유는 지방을 적게 먹는 대신 단순당이나 전분류 탄수화물 섭취가 더 늘었기 때문이다. 바삭하면서 입안에 들어와서 사르르 녹는 고지방 음식에 이미 익숙해진 입맛은 그 대용식으로 쉽게 먹을 수 있으면서 단맛이 나는 설탕과 정제 탄수화물 흰 빵, 흰 쌀밥 전분류 탄수화물 감자, 고구마 을 더 찾게 된 것이다.

지방이 많이 들어 있는 음식은 포만감이 빨리 찾아와 많이 먹을 수가 없다. 하지만 고당질 음식은 고지방 음식보다 훨씬 더 많이 먹을 수 있다. 간만에 뷔페에 가서 LA갈비를 배부르게 먹고 나면 갈비는 더 이상 한 점도 먹을 수 없는 상황에서도 달콤한 케이크 한쪽은 입에 들어간다.

이렇게 고당질 음식을 많이 먹으면 인슐린이 과잉 분비되고, 그에 따른 반응성 저혈당이 생겨 실제로는 몸에서 연료가 더 필요하지 않은데도 '가짜 배고픔'이 생기면서 단 음식을 더 찾게 된다.

한때 지방 섭취를 줄이는 '저지방 식이요법'이 유행한 적이 있었다. 지금도 일부에서는 체중감량을 위해 저지방 식이요법을 주장하고 있다. 아직도 지방이 무조건 '다이어트와 건강의 적'이라고 굳게 믿고 있다면 '지방은 탄수화물이나 단백질에 비해 칼로리가 그램당 9kcal로 높기 때문에 줄이지 않으면 살을 뺄 수 없다'거나 '고지방 음식을 먹으면 콜레스테롤 수치가 높아져 심장병이나 뇌졸중이 잘 생긴다'고 항변할지 모르겠다.

하지만 비만과 심장병의 왕국인 미국에서 지방 섭취를 줄이는 노력을 해왔음에도 불구하고 심장병 발병률은 1979년 연간 120만 명에서 1996년 540만 명으로 크게 늘어났다. 이것은 무조건 지방 섭취만 줄이는 것이 능사가 아니라는 반증이다.

좋은 지방을 먹는 지중해식 식단

최근 연구 결과들을 보면 지방을 무조건 적게 먹는 것보다는 '지중해식 식단'처럼 좋은 지방이 풍부한 식사를 하는 것이 심장병 발생이나 재발을 막는 데 효과적이다.

지중해식 식단은 미국 사람들에 비해 심장병이 3분의 1 이하로 낮은 그리스, 이탈리아 등 지중해 연안 국가들의 식습관을 말한다. 이들은 매끼 채소가 풍부한 식탁에 쇠고기나 양고기 같은 육류 섭취를 줄이는 대신 닭고기나 생선을 더 많이 먹고 올리브유, 올리브, 견과류, 아보카도 같은 식품을 많이 섭취한다. 전체 지방 섭취량은 미국, 영국 등과 비슷하더라도 포화지방 대신 건강에 유익한 불포화지방을 많이 섭취해 심장병 발병 위험을 줄이는 것이다.

지중해식 식단을 실천하면서 규칙적인 운동, 금연, 적당한 음주 등의 노력을 한다면 질병으로 인한 사망 위험을 무려 70%까지 낮출 수 있다는 연구 결과도 나와 있다.

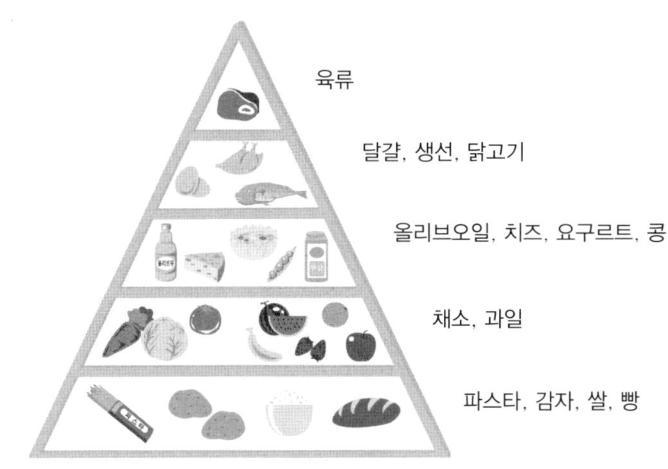

지중해식 식단 지중해식 식단에서는 좋은 지방을 많이 섭취한다.

좋은 지방을 먹어야 날씬해진다

지방을 다이어트의 적으로 보는 이유는 칼로리가 높기 때문이다. 하지만 이제는 칼로리를 맹신하는 잘못된 상식에서 벗어나야 한다. '건강'이 칼로리보다 우위에 있기 때문이다.

포화지방 나쁜 지방 이나 불포화지방 좋은 지방 이나 단위 무게당 칼로리는 동일하지만 일단 몸속에 들어오면 전혀 다른 일을 한다. 좋은 지방은 세포막을 튼튼하게 해서 인슐린 등 호르몬이 주는 신호를 잘 받아들이고 지방대사를 원활하게 만들어 다이어트에 유리한 조건을 만든다.

반면 나쁜 지방은 세포막을 손상시켜 호르몬, 화학물질의 신호를 제대로 받아들이지 못하게 만든다. 여기에 설탕이나 정제 탄수화물의 과다 섭취로 인해 인슐린 분비량이 많아지면 인슐린 저항성 인슐린이 제대로 작동하지 못해 분비량이 더 늘어나는 상태 이 생기기 쉽다. 결국 지방대사가 잘 이루어지지 않고 체중이 계속 증가하는 악순환이 발생한다. 이미 복부비만과 인슐린 저항성이 있다면 무조건 지방 섭취를 줄이는 것이 아니라 인슐린 저항성을 악화시키는 나쁜 지방의 섭취를 피하고 인슐린 저항성을 개선시키는 좋은 지방의 섭취를 늘려야 한다. 다시 말해 지방을 얼마나 먹느냐보다는 어떤 종류의 지방을 섭취하느냐가 훨씬 더 중요하다.

지방을 주로 섭취하는 에스키모인

아직도 기름진 음식이 비만의 주범이라고 생각한다면 에스키모인들의 식습관을 살펴보자. 흔히 에스키모인이라고도 부르는 북극의 이누이트족은 총섭취

에너지의 70%를 지방으로 얻는다.

하지만 이들에겐 비만이나 심장병, 당뇨병이 거의 발생하지 않는다. 왜일까? 이들은 바다표범이나 고래, 생선 같은 북극에서 쉽게 구할 수 있는 식품을 익히지 않고 그냥 먹는다. 이들이 섭취하는 지방은 주로 오메가-3 지방산과 단일불포화지방산이며 포화지방산이 상대적으로 적다.

아쉬운 것은 최근 이누이트족 사이에서도 정제 탄수화물 등 가공식품 섭취가 늘면서 비만한 사람들이 조금씩 늘어나고 있다.

K씨에게는 전보다 지방을 더 섭취하게 했다. 특히 **생선이나 해산물 등 유익한 지방이 많은 음식을 주로 섭취하도록 권했다.** 평소 좋아하던 육류는 완전히 끊지 말고 닭가슴살, 쇠고기나 돼지고기 살코기 등 포화지방의 함량이 적은 것으로 골라 먹도록 했다.

아침식사는 닭가슴살샐러드나 연어샐러드로 하되 드레싱은 올리브오일을 넣어 만든 것으로 하도록 권했다. 입이 심심할 때는 간식으로 잣이나 호두 같은 견과류를 적당량 섭취하도록 했다.

또 고기를 줄이면서 늘어난 탄수화물 섭취량을 줄이도록 했다. 매 끼니 1공기 이상 먹던 양을 반 이하로 줄이고 고기를 먹는 날은 아예 밥을 먹지 않고 채소를 충분히 먹도록 했다. 빵이나 면 종류로 대충 끼니를 때우지 않고 비만클리닉에 다니는 동안 설탕, 트랜스지방, 술은 아예 입에 대지 않겠다는 약속도 받았다.

그 결과 K씨는 3개월 만에 8kg의 체중을 감량했고 허리둘레도 무려 4인치나 줄었다. 물론 더 이상 가슴통증이 나타나지 않았고 복용 중인 약도 줄일 수 있었다.

탄수화물을 안 먹으면 날씬해진다?

황제 다이어트로 살을 뺐더니…

스튜어디스인 B(여·26)씨는 직업상 오랜 시간 서 있어야 하고 식사시간이 일정하지 않은 편이다. 또 늘 크고 작은 스트레스에 시달리다 보니 잠을 푹 자지 못한다. 몸도 잘 붓고 특히 하체부종이 심해 아침에 일어나면 신발을 신기 불편할 정도라고 했다. 때문에 물을 의식적으로 많이 마시지 않는다. 변비도 심하고 조금만 음식을 잘못 먹어도 속이 더부룩해지면서 가스가 잘 차서 불편할 때가 많다.

이런 생활을 계속했더니 아랫배와 허벅지에 조금씩 붙기 시작한 군살은 이제 옷으로도 잘 가려지지 않을 정도가 되었다.

B씨는 고민 끝에 친구들로부터 탄수화물을 먹지 않는 다이어트를 하면 체중이 빨리 줄어든다는 얘기를 듣고 이른바 '황제 다이어트'를 시작하기로 마음먹었다. 밥은 물론 평소 즐겨 먹던 빵과 면 종류의 음식을 모두 끊었다. 아침에는 삶은 달걀과 소시지, 베이컨 등을 먹고 커피는 설탕을 전혀 넣지 않는 대신 크림을 잔뜩 넣어 마셨다. 직원식당에서 식사를 할 때도 밥은 한 숟가락도 먹지 않고 고기 요리나 생선만 먹었다. 저녁에는 집에서 스테이크를 만들어 먹거

나 회식 자리에 참석할 때는 삼겹살이나 갈비, 생선회만 먹었다. 탄수화물만 아니면 마음껏 먹어도 된다고 했지만 입맛이 나지 않으니 식사량은 그리 많지 않았다.

이렇게 한지 2주 만에 체중이 5kg이나 줄었고 몸이 붓는 증상도 좋아졌다. 하지만 변비가 더 심해졌고, 입에서는 아세톤향 같은 이상한 냄새가 났다. 한 달이 지날 무렵 8kg 감량에 성공했지만 B씨는 '이 다이어트를 계속 해야 하나?'하는 고민에 빠졌다. 육류나 생선을 보기만 해도 역겨운 느낌이 들어 계속 먹을 수 있을지도 의문이었고, 평소 즐겨먹던 빵과 스파게티가 눈앞에 어른거려 참기 어려웠다.

그러던 어느 날, 친구들과 식사를 하면서 맛있는 음식의 유혹을 이기지 못하고 결국 마늘빵과 파스타를 먹었고 그 이후로는 밥이나 과일도 조금씩 입에 댔다. 그랬더니 1주일 만에 체중이 3kg이나 늘었다. 빠르게 되돌아오는 체중에 겁(?)을 먹은 B씨는 바로 나를 찾아왔다.

탄수화물 섭취량이 너무 적어도 문제

알다시피 탄수화물은 지방, 단백질과 함께 에너지를 내는 영양소에 속한다. 그 중에 가장 많은 부분을 차지하는 것이 바로 탄수화물이다. 우리나라를 비롯해서 중국, 일본, 동남아시아에서 주식으로 먹는 쌀, 남미의 옥수수, 유럽과 북미에서 즐겨먹는 밀 등이 대표적인 탄수화물 식품이다. 또 채소와 과일에도 탄수화물이 들어 있고 통곡류나 시리얼, 콩, 두부, 견과류, 씨앗류, 심지어 우유에도 탄수화물이 들어 있다.

탄수화물을 섭취하면 우리 몸은 이것을 잘게 쪼개 포도당 형태로 만들어 흡수한다. 이 포도당이 우리 몸에서 에너지를 내는 영양소로 쓰인다.

만약 탄수화물 섭취를 억제하면 어떻게 될까. 이때는 단백질과 지방이 에너지원으로 이용된다. 문제는 대부분의 세포는 지방산을 주요 에너지원으로 사용하지만 뇌세포나 적혈구 같은 일부 세포는 포도당만을 사용하겠다고 고집한다는 점이다.

이런 세포들을 위해 우리 몸은 처음에는 근육 속의 단백질에서 아미노산을 끄집어내서 이것을 포도당으로 바꿔 공급한다. 하지만 근육 속의 단백질도 우리 몸에 필요한 조직이므로 단백질을 아끼기 위해 결국 뇌세포가 양보한다. 때문에 지방산을 잘게 쪼갠 케톤체가 에너지원으로 이용된다. 케톤체가 많아지면 약알칼리성을 유지해야 하는 혈액이 산성화된다. 또한 케톤체를 배출하기 위해 소변으로 수분이 많이 빠져나가기 때문에 탈수가 되기 쉽다.

탄수화물을 제한하면 식물영양소·식이섬유가 부족해진다

탄수화물은 포도당이라는 에너지원만 제공할 뿐만 아니라 식물영양소나 식이섬유의 중요한 공급원이기도 하다. 식물영양소란 식물 스스로 생존을 위해 만들어 내는 화학물질을 말한다. 식물이 뜨거운 햇볕이나 차갑고 습한 기후 등의 환경에서 세균, 곰팡이 등과의 싸움에서 이기는 데는 이런 스트레스에 견딜 수 있도록 돕는 물질이 필요하다. 이것이 바로 식물영양소로, 천연 항산화 영양소인 셈이다.

식물영양소는 최적의 건강 상태를 유지하고 싶은 현대인들에게도 유용하다. 노화방지를 비롯해 심혈관 질환, 암 등을 두루 예방하기 때문이다.

식물영양소가 질병 치료에 도움이 된다는 연구 결과도 많이 나와 있다. 콩류 식품에 많은 이소플라본, 아마씨의 리그난, 녹차의 카테킨, 브로콜리의 글루코시놀레이트, 적포도주의 레스베라트롤 등이 그것이다. 이런 물질들은 항산화 효과뿐 아니라 대사과정에 영향을 주어 다이어트에도 좋은 영향을 준다.

식물영양소를 얻으려면 신선하고 가공하지 않은 상태의 여러 가지 채소와 과일, 견과류, 콩류, 씨앗류, 통곡류 등을 다양하게 섭취해야 한다. 하지만 우리가 현재 많이 먹고 있는 정제 탄수화물과 식용유, 설탕, 술, 육류 등에는 식물영양소가 전혀 없다.

진화의 측면에서 봐도 식물영양소는 우리 몸에 필수적이다. 인간의 몸은 아주 게으르다. 몸에서 필요한 물질도 귀찮아서 한번 만들지 않기 시작하면 금방 거기에 적응해 버린다. 예를 들어 인간은 스스로 비타민 C를 만들지 못하는 몇 안 되는 포유류 중 하나다.

'진짜 탄수화물'을 섭취하라

탄수화물을 아예 먹지 않는 탄수화물 제한 식이요법이 초기에 체중감량 효과가 크다는 점은 대부분의 전문가들도 인정하고 있다. 문제는 오래 지속할 수가 없다는 데 있다. 탄수화물 제한 식이요법을 1년 이상 시행한 연구 결과들을 보면 처음 6개월 정도는 다른 다이어트에 비해 눈에 띄게 체중이 줄어들지만 1년이 지나면 다른 다이어트 방법과 큰 차이를 보이지 않는다. 지속적으로 실천하기가 쉽지 않기 때문이다.

탄수화물은 '적당히' 섭취하되 정제 탄수화물은 피하고 가공하지 않은 '진짜 탄수화물'을 먹어야 한다. 케톤체 증가를 막거나 이를 최소화하려면 탄수화물을 적어도 하루 100g 이상 섭취해야 한다. 물론 탄수화물 섭취량은 개개인의 신체활동량에 따라 달라진다.

　　B양의 경우 원하는 체중에 도달할 때까지 흰 빵, 면류 같은 정제 탄수화물을 가급적 피하도록 했다. 아침식사는 무지방 우유에 단백보충용 분말제제 2스푼, 바나나 1개를 믹서기에 갈아서 만든 고단백 바나나셰이크를 권했다. **점심식사는 가급적 한식으로 하되 밥을 반 공기 이내로 줄이고, 탄수화물 제한 식이요법은 저녁식사에만 하도록 했다.** 오후에 출출할 때는 호두나 아마씨 가루를 먹고, 채소는 제한 없이 섭취하도록 했다.

　　그동안의 영양 불균형을 고려해서 비타민과 미네랄이 들어 있는 종합영양제에 비타민 B와 C가 강화된 비타민제도 처방했다. 변비는 설탕 맛이 나면서 몸에 흡수가 되지 않는 변비약을 블랙커피에 타서 복용하면서 물을 하루 8잔 이상 억지로라도 마시도록 했다.

　　그러자 처음에는 늘지도 줄지도 않고 그대로 있던 체중계 눈금이 변비와 부종이 개선되면서 조금씩 내려가기 시작했다. 무엇보다 B양은 아무리 운동을 해도 쉽게 빠지지 않던 아랫배 군살이 빠져서 만족스러워 했다. 다이어트 후에는 주위 사람들로부터 '몰라보게 날씬해졌다'는 말에 스트레스가 해소돼 잠도 푹 잘 수 있게 되었다고 한다.

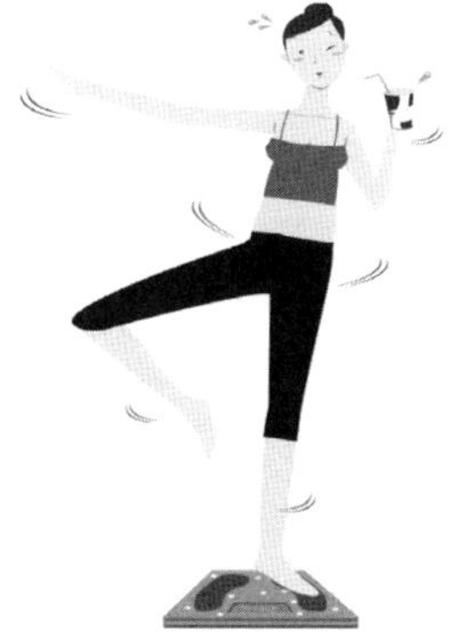

Part 2

원시인처럼 먹고 움직여라

현대인의 유전자는 아직도 약 1~5만 년 전 구석기 원시인과 똑같다.
하지만 원시인들이 먹지 않거나 적게 먹었던 식품을 과다 섭취하면서
비만이나 고혈압, 당뇨병 등의 질환이 늘고 있다.

비만,
환경이냐 유전이냐

유행병처럼 번지고 있는 비만

'누구는 아이스크림을 입에 달고 살아도 날씬한데, 난 왜 물만 마셔도 살이 찔까?', '엄마도 뚱뚱하니까 난 살이 찔 수밖에 없는 체질인가 봐.'

정말 그럴까? 어떤 전염병보다도 빠르게 전 세계로 번지고 있는 비만의 원인이 유전일까. 쌍둥이들을 대상으로 조사해 보면 살아온 환경이 달라도 체중의 변화가 크지 않고 입양아들 역시 키워준 부모보다 낳은 부모의 체중과 더 일치한다는 연구 결과들이 나오는 것을 보면 유전적인 요인이 분명히 작용한다.

하지만 급격히 증가하는 비만 인구를 유전 체질만으로 설명하기엔 한계가 있다. 최근 40년 동안의 비만 증가율을 그래프로 나타내면 마치 로켓을 쏘아올린 것처럼 빠른 속도로 증가했다.

인류의 유전자는 환경의 영향을 받으면서 생존과 종족 보전을 위해 진화해 왔다. 그렇다면 250만 년 인류 역사에서 가장 큰 변화는 언제 찾아왔을까.

바로 약 1만 년 전 농경사회로 진입하는 시기이다. 인류는 이때부터 커다란 혼란을 맞았다. 우선 야생동물을 사냥하거나 맹수에게 쫓길 때처럼 죽을 힘을 다해 뛰어야 할 일이 없어졌다. 또 곡식을 길러 수확하면서 곡류, 콩류, 감자 같은 탄수화물 섭취가 급격히 늘어났다. 고고학자들은 탄수화물 섭취량이 갑자기 늘어나면서 이전보다 섭취 칼로리가 2배 가까이 늘었고 이때부터 비만이나 당뇨병, 심장병 같은 질병이 발생하게 되었다고 말한다.

식품의 정제·가공 기술이 발달하면서 식품을 값싸게, 대량으로 공급된 것은 불과 200년도 되지 않았다. 특히 정제한 흰 밀가루로 만든 빵이나 면, 설탕 같이 다른 영양소를 다 벗겨내고 칼로리만 내는 식품을 주로 섭취하면서 영양 상태가 급속히 나빠졌다. 이렇게 식품을 정제한 것은 비타민, 미네랄 같은 영양소의 존재를 모른 채 단지 벌레가 생기지 않고 변질되지 않게 하려는 목적에서였다.

하지만 그 폐해는 엄청났다. 나중에 비타민과 미네랄이 건강을 지키는 데 반드시 필요한 영양소라는 걸 알게 되었을 때는 이미 정제 탄수화물의 대명사인 흰 밀가루와 설탕의 소비가 급증한 후였다.

불과 40년도 되지 않은 시기에 전 세계적으로 비만 인구가 2배 이상 증가한 것은 칼로리 과잉만으로는 설명이 되지 않는다. 우리나라 역시 불과 10년 전보다 비만 인구가 20%나 증가했다. 10년 전에도 각종 다이어트가 유행했고, 웰빙 바람이 불면서 헬스클럽을 찾아 운동을 하는 이들이 많았다. 이후 여러 가지 비만치료제가 등장했고, 10년 동안 비만클리닉의 숫자 역시 크게 증가했다.

그렇다면 흡연 인구가 해마다 줄어드는 것처럼 비만 인구도 줄어야 하지 않을까. 불행히도 비만 인구는 계속 늘고만 있다.

매일 비만 환자들을 만나는 나로서는 비만의 원인이 단순한 과식이라는 데 고개를 끄덕이기 힘들다. 그보다는 정제 탄수화물, 특히 설탕의 과다 섭취가 주범이다. 정제 탄수화물이나 설탕은 자나치게 섭취하는 반면 반드시 필요한 필수영양소가 부족하니 우리 몸의 조절기능이 제대로 가동되지 못하는 것이다. 비만의 원인이 설탕의 과잉섭취 때문이라는 내 주장은 결코 과장된 것이 아니다.

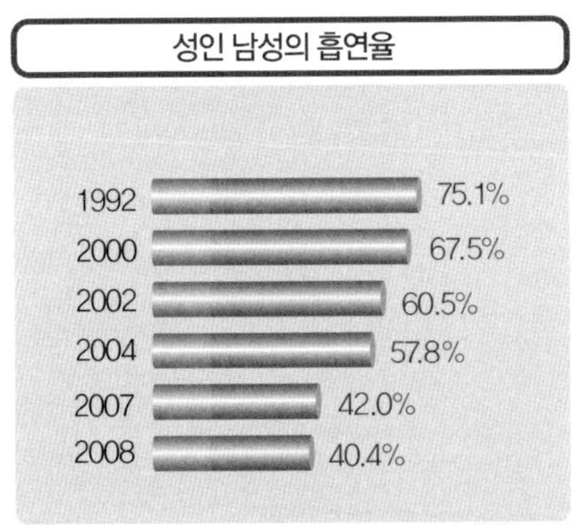

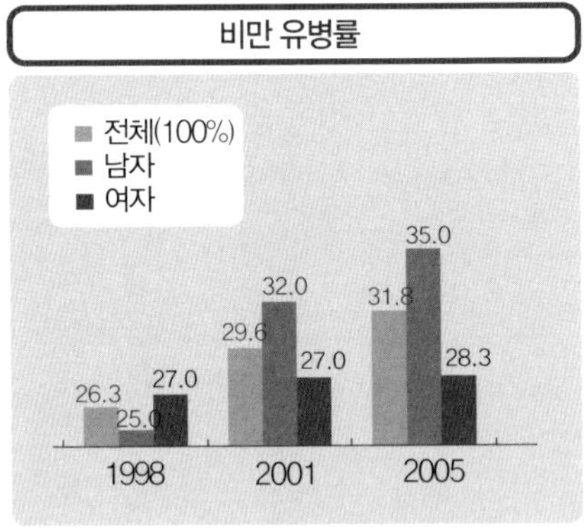

흡연율과 비만 유병률 비교
흡연과 비만이 건강의 적이라는 것을 모르는 사람은 없다. 그런데 흡연율이 해마다 감소하는 것과 달리 비만 인구는 왜 해마다 늘어나는 것일까.

자료 : 보건복지부

환경 변화의 속도를 따라잡지 못한 유전자

문제는 우리 몸속의 유전자다. 나름대로 급격한 환경의 변화에 적응하기 위해 숨 가쁘게 진화해 왔지만 유전자는 이제야 1~5만 년 전 수준으로 겨우 쫓아왔다. 즉 농경사회 이전 구석기 시대 인류의 유전자와 현대인의 유전자가 같은 수준이란 얘기다.

구석기인들은 수렵과 채집을 통해 고기와 생선, 해산물, 풀 채소, 과일, 견과류 등을 주로 먹었다. 지금 우리가 많이 섭취하는 쌀이나 밀, 보리, 귀리, 감자, 고구마, 옥수수, 콩 등은 당시에는 거의 찾아보기 힘든 것이었다. 특히 설탕, 액상과당, 흰 밀가루로 만든 빵이나 면, 알코올 등은 구경조차 하지 못했다. 지금 우리가 먹고 있는 음식의 약 72% 정도는 구석기인들이 전혀 몰랐던 것들이다.

인류는 12만 세대 동안 수렵과 채집으로 살아왔고,

500세대 동안 농사를 지었으며,

산업혁명 이후 10세대를 살아왔고,

최근 2세대만이 정제·가공 패스트푸드로 살아왔다.

쉽게 말하면 현대인들은 몸속의 유전자는 아직도 구석기인들과 같지만, 구석기인들이 적게 먹거나 아예 먹지 않던 음식을 과다 섭취하면서 비만해지는 운명을 맞이한 것이다. 익숙하지 않은 음식이 계속 들어오는 경우, 우리 몸속의 유전자가 이것을 제대로 처리하지 못해 조절 기능에 여러가지 혼란이 생기기 마련이다.

똑같이 소주를 1병씩 마셔도 빨리 취하는 사람이 있는가 하면 잘 취하지 않는 사람이 있다. 몸 안에서 알코올을 분해하는 능력이 사람마다 다르기 때문인데, 비만도 마찬가지다. 탄수화물을 처리하는 능력이 뛰어난 경우에는 쉽게 비만해지지 않는다. 하지만 유전적으로 살이 잘 찌지 않는 사람이라도 탄수화물 섭취량이 처리능력을 벗어날 정도로 많거나 설탕 같은 단순당을 지나치게 섭취하면 비만해진다. 아무리 주량이 센 사람도 술을 많이 마시면 결국은 취하는 것과 마찬가지다.

음식과 환경, 유전, 그리고 질병

내 몸은 이제까지 살아오면서 먹은 음식으로 만들어졌다고 해도 전혀 틀린 말이 아니다. 평생 동안 먹는 수백 톤의 음식은 위장관에서 포도당, 아미노산, 지방산, 비타민, 미네랄 등으로 잘게 소화·흡수돼 인체라는 거대한 공장을 만들고 가동시키는 원동력이 된다.

만약 어느 한 가지 영양소라도 충분히 들어오지 못하면 세포라는 화학공장에 이상이 발생하고, 이것이 유전자에 영향을 주거나 유전자에 입력돼 후세로 전달된다.

환경과 유전자의 관계는 마치 닭과 달걀의 관계와도 같다. 과학이 우리 몸 속의 유전자가 환경의 영향을 받았음을 증명해 준다. 예를 들어 오랫동안 우유를 마셔왔던 북유럽 사람들에 비해 우리나라 사람들은 우유를 소화시키는 능력이 떨어지는 것도 환경과 유전자가 상호작용한 결과다.

우리나라를 비롯한 동아시아에서는 서양보다 비만이 적다. 아마도 동아시

아인들이 오랫동안 농사를 지으면서 탄수화물을 주식으로 먹었기 때문에 탄수화물 처리능력이 상대적으로 좋은 것이 아닐까. 여기에 설탕이나 정제한 흰 밀가루 같은 식품을 서양인보다 늦게 먹기 시작한 것도 한 원인이다.

물론 구석기 시대 원시인들도 과일이나 견과류를 통해 탄수화물을 섭취했다. 하지만 먹을 것을 찾기 위해 온종일 걷고 뛰어 다녔던 원시인들과 비교하면 현대인들은 하루 종일 앉아서 보내는 시간이 대부분이다. 신체활동량이 크게 줄어든 현대인들이 매 끼니 밥이나 빵, 면을 과다 섭취해 탄수화물 처리 시스템을 무리하게 가동시키는 것은 분명 문제가 있다.

'탄수화물 중독'에 빠져 있는 현대인들

단맛으로 현대인을 유혹하는 정제 탄수화물

현대인들의 관심은 뭐니뭐니해도 맛에 있다. 이런 속성을 간파한 식품가공 회사들은 조금씩 강한 단맛으로 소비자들을 유혹해 왔다. 다행히 요즘은 건강에 대한 관심이 커지면서 설탕이 얼마나 들어 있는지, 식품첨가물이 얼마나 들어 있는지 꼼꼼히 따지는 이들이 늘고 있다.

현대인이 비만해진 원인을 단 하나만 꼽는다면 바로 '정제 탄수화물 섭취량의 증가'가 아닐까. 정제 탄수화물은 정제·가공기술로 탄수화물의 섬유질, 필수지방산 등을 없애 칼로리만 내는 식품을 말한다. 대표적인 정제 탄수화물이 설탕이고, 설탕과 사촌지간인 액상과당도 여기에 해당된다. 생각 없이 마시는 음료수 한 잔에도 대부분 설탕이나 액상과당이 버젓이 들어 있다. 정제·가공한 흰 밀가루로 만든 빵이나 면류 역시 정제 탄수화물 식품에 속한다.

쾌감중추를 자극하는 설탕

보다 많은 이윤을 남기기 위해 식품가공 회사는 현대인들의 입맛에 발 빠르게 대처한다. 만약 우리 주변에서 쉽게 볼 수 있는 자연식품을 공급한다면 경쟁에서 우위를 차지하기 힘들고, 이윤도 많이 남길 수 없을 것이다.

하지만 가공 과정을 거쳐 새로운 식품을 만들어 낸다면, 게다가 경쟁할 만한 식품 하나 없다면 식품가공 회사는 큰 이윤을 남길 수 있다. 예를 들어 원가가 몇 백 원밖에 들지 않는 밀가루와 액상과당을 가지고 2,000원에 팔리는 시리얼 제품을 만드는 것이다. 이렇게 새로 개발된 가공식품이 인기를 끌면 금방 비슷한 제품들이 시장에 쏟아져 나온다.

애초에 식품을 정제·가공하기 시작한 것은 보관과 유통기간을 더 늘리기 위한 목적이 컸다. 하지만 이 과정에서 첨가된 새로운 맛에 길들여진 현대인들은 점점 자극적인 맛을 찾았다. 때문에 식품가공 회사들은 단맛으로 뇌의 '쾌감중추'를 자극하는 설탕, 입 안에 들어오는 순간 체온에 의해 사르르 녹는 트랜스지방의 함량을 조금씩 높여 입맛을 유혹해 왔다.

이제 현대인들은 웬만큼 달지 않은 제품은 찾지 않는다. 웰빙 식품으로 각광받는 두유나 요구르트도 단맛을 내지 않은 플레인 제품은 슈퍼나 편의점에서 찾기 힘들다. 이유는 간단하다. 달지 않은 제품은 안 팔리기 때문이다.

오래전부터 두유를 만들어 온 한 식품회사의 두유 제품 중에는 영양표시에 1회 분량에 탄수화물 6g, 단백질 6g이 들어 있다고 적혀 있는 제품이 있다. 그런데 이 제품은 어느 때부턴가 동네 슈퍼나 편의점에서 찾아보기 힘들어졌다. 다른 두유 제품들을 자세히 보면 탄수화물 함량이 적게는 8g에서 많게는 20g까지 더 많이 들어 있다. 대부분은 단맛을 내기 위해 단순당을 더 첨가한 제품들이다.

과일맛 우유·커피에도 설탕·액상과당이 듬뿍~

이미 탄수화물, 특히 설탕에 중독된 현대인들의 지갑을 열기 위해 식품가공 회사는 포장만 그럴싸하게 바꿀 뿐 단맛을 포기하지 않는다. 오히려 '유기농 설탕', '갈색 설탕', 혹은 '설탕 대신 꿀' 등을 넣어 만들었다는 내용을 광고하면서 값을 올린 제품들이 나오고 있다.

콜라나 사이다 같은 청량음료에 단순당이 많이 들어 있다는 것은 이미 상식이고, 아이들이 좋아하는 과일 맛의 우유 역시 설탕 함량이 높아 많이 마시지 않도록 주의해야 한다.

무심코 마시는 자판기 커피나 커피믹스에도 설탕이 듬뿍 들어 있다. 이런 커피를 좋아하는 이들은 커피를 많이 마신다고 '카페인 중독'이라고 생각하기 쉽지만 사실은 설탕에 중독된 상태일 수 있다.

활력을 얻기 위해 마시는 스포츠 음료에도 설탕이나 액상과당이 들어 있다. 때문에 잠깐 효과가 있을지는 모르지만 결국 미네랄의 흡수를 방해하고 지방이 잘 쌓이도록 만든다.

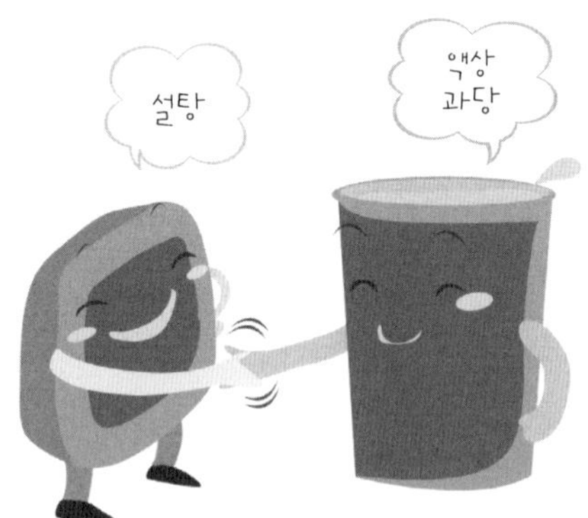

1주일만이라도 정제 탄수화물을 끊어라

오늘부터 1주일만이라도 설탕이나 액상과당 같은 단순당이 많이 들어 있는 식품을 멀리해 보자. 1주일 동안 과자, 청량음료, 케이크, 도넛, 아이스크림, 초콜릿 등의 유혹에서 벗어날 수 있다면 '설탕 중독'은 아닐 수 있다.

하지만 대신 떡, 떡볶이, 라면, 스파게티, 자장면, 감자, 고구마, 옥수수 등 고탄수화물 식품을 평소보다 더 많이 먹거나 밥의 양이 평소보다 늘었다면 탄수화물 중독일 가능성을 배제하지 못한다.

정제 탄수화물이 비만의 주범이라는 사실을 깨달았다면? 우선 정제 탄수화물 특히 설탕 중독에서 벗어나야 하고, 그렇게 하기 위해서는 단순당을 첨가하지 않은 제품으로 바꿔서 고르는 것이 바람직하다. 단순당을 넣지 않은 제품을 찾는 소비자가 늘어나면 식품가공 회사로서도 이런 제품을 더 많이 내놓을 수밖에 없다.

과당에 둔감한 우리 몸

설탕은 포도당과 과당이 결합한 이당류이므로 과당이 50%를 차지하지만, 액상과당은 포도당과 과당이 함께 섞여 있는 형태이기 때문에 과당이 55~65%로 더 많다.

문제는 우리 몸의 세포가 포도당을 에너지원으로 사용해 포도당이 몸에 들어오는 것은 예민하게 반응하는 반면, 과당에 대해서는 상대적으로 둔감하다는 데 있다. 우리 몸으로 들어온 과당은 주로 간으로 들어가 대사가 이루어진다. 포도당이 간으로 들어가는 것은 간에 글리코겐 포도당을 줄줄이 사탕처럼 저장해 두는 저장형태 이 얼마나 있는지에 따라 조절되지만 과당의 경우는 특별한 제한 없이 쉽게 간으로 들어간다. 간으로 들어온 과당은 지방합성 대사를 촉진시킨다. 따라서 과당 섭취가 많으면 간에 지방이 과다하게 쌓인다.

무엇보다 과당이 포도당과 다른 점은 에너지 밸런스를 조절해 체중을 일정하게 유지하는 인슐린과 렙틴 호르몬 분비를 자극하지 않는다는 점이다. 포도당은 인슐린과 렙틴 분비를 자극해 내 몸에 에너지 흡수가 증가했다는 신호를 뇌에 보낸다. 하지만 인슐린과 렙틴은 과당에 대해서는 둔감하기 때문에 뇌에 제대로 신호를 전달하지 못한다. 결국 포도당을 섭취했을 때만큼 포만감을 느끼지 못한다. 이로 인해 섭취량이 늘어나면 비만의 원인이 된다는 얘기다.

멀리할수록 좋은 액상과당

1970년대에 개발된 액상과당 HFCS(High-Fructose Corn Syrup) 은
설탕보다 단맛이 강하면서 가격이 싼 편이다.
때문에 식품가공업계에서는 설탕보다 훨씬 인기가 높다.

하지만 가공식품을 살 때는 반드시 영양표시를 확인하는 습관을 들인다.
과일주스나 두유, 요구르트, 시리얼 등 다른 가공식품보다는
건강에 좋은 것으로 알려진 식품에도 설탕, 액상과당을 넣은 경우가 많다.
특히 다이어트를 하는 중이거나 미리미리 비만을 막으려면
비만의 주범인 설탕과 액상과당을 멀리해야 한다.

임상시험에서도 액상과당이 들어 있는 청량음료를 많이 마실수록 더 많이 먹고 비만해지기 쉬운 것으로 확인됐다. 과당이 에너지 밸런스를 유지하는 조절기능을 깨뜨리는 것이다. 설탕과 액상과당 섭취가 해마다 증가한 30여 년 동안 비만 인구가 3배 가까이 늘어난 것은 결코 우연의 일치가 아니다.

또한 과당은 미네랄인 구리와 크롬의 흡수를 방해한다. 구리가 결핍된 상태에서 과당을 많이 섭취하면 콜레스테롤이 상승하고 심장병 발병 위험이 증가한다. 크롬은 탄수화물 대사와 인슐린 기능에 꼭 필요한 미네랄이다. 평소 설탕과 액상과당이 들어 있는 청량음료나 패스트푸드를 자주 먹는 사람들은 이런 미네랄을 식품 또는 영양제로 챙겨 먹어야 한다.

나도 혹시 탄수화물 중독?

❶ 아침을 배불리 먹고도 점심시간이 되기 전에 배가 고프다.

❷ 빵이나 떡, 면 종류를 먹게 되면 양을 조절하지 못하고
다 없어질 때까지 먹는다.

❸ 피자, 햄버거 등 패스트푸드나 인스턴트 식품을 즐겨 먹는다.

❹ 식사를 하고 나면 졸리고 나른한 적이 많다.

❺ 신맛이 나는 과일보다 단맛이 나는 과일을 좋아한다.

❻ 스트레스를 받으면 초콜릿이나 과자 같은 단 음식을 먹어야 해소가 된다.

❼ 원두커피보다는 설탕이 들어간 커피믹스를 좋아한다.

❽ 정말 배고프지 않은 데도 먹을 때가 자주 있다.

❾ 계속 다이어트를 하는 데도 그때뿐이고 다시 살이 찐다.

❿ 책상 속이나 식탁 위에는 항상 과자, 초콜릿 등이 놓여 있다.

3~5개 : 심각하지는 않지만 어느 정도 탄수화물 중독의 위험이 있다.
식습관 개선이 필요한 단계다.

6개 이상 : 이미 탄수화물 중독일 가능성이 높다.
이때는 적극적으로 식습관을 개선해야 하고,
혼자서 해결하기 어렵다면 전문의를 찾는 것이 좋다.

탄수화물 과다 섭취가
왜 문제인가

탄수화물 중독은 탄수화물 과다 섭취로 이어진다. 과거보다 신체활동량이 뚝 떨어진 현대인들에게 탄수화물 과다 섭취가 어떤 문제를 일으킬까. 현대인들의 노화 속도가 빨라지는 것도, 대사증후군이나 당뇨병, 심장병, 각종 암, 치매 등의 질병에 시달리는 것도 모두 탄수화물 과다 섭취와 관련이 깊다.

인슐린 호르몬이 쉽게 지친다

탄수화물이 들어오면 췌장에서는 혈당을 조절하는 인슐린 호르몬이 분비된다. 현미밥을 반찬과 함께 먹을 때는 혈당이 서서히 올라가므로 인슐린이 무리하지 않고 혈당을 조절한다. 하지만 설탕이 들어간 청량음료나 빵을 먹으면 혈당이 급격히 올라가기 때문에 많은 양의 인슐린이 재빨리 분비되어야 한다. 혈당을 급격히 높이는 단순당이나 정제 탄수화물을 자주 섭취할수록 인슐린 분비를 과도하게 자극하는 것이다. 과도한 자극이 반복되면 인슐린 호르몬은 과로로 인해 그 기능이 떨어지고, 이를 보상하기 위해 분비량이 더 늘어난다. 마치 농장에서 일꾼을 하루에 10명 쓰다가 일꾼들이 지쳐 일을 제대로 하지 못하면 20명, 30명으로 계속 수를 늘리는 것과 마찬가지다. 이것을 '인슐린 저항성'이라고 한다. 세포들이 인슐린의 반응에 둔감해지면 인슐린 분비량이 계속 늘어 결국 인슐린을 생산하는 췌장이 무리하게 된다.

그런데 인슐린 분비량이 증가해 있는 동안에는 우리 몸에서 '분해 모드'가 아닌 '합성 모드'로 대사가 진행된다. 인슐린이 일하는 시간이 길어질수록 차곡차곡 지방이 쌓인다는 얘기다. 그것도 주로 복부에 지방이 쌓이면서 복부비만과 대사증후군으로 이어져 당뇨병, 심장병으로 연결된다. 콜레스테롤만 심장병을 일으키는 것이 아니라 탄수화물의 과다 섭취도 원인이 될 수 있다. 또한 탄수화물 섭취량이 늘어나면 핏속의 지방 성분인 중성지방 수치가 올라가고 동맥경화를 예방하는 좋은 콜레스테롤HDL콜레스테롤이 감소해 이 역시 심장병의 원인이 된다.

렙틴 저항성도 문제

단순당과 정제 탄수화물을 과다하게 섭취하면 인슐린만 피로해지는 것이 아니라 렙틴도 영향을 받는다. 인슐린이 피로해져 인슐린 저항성 상태가 되면 렙틴 역시 인슐린의 신호에 둔감해지면서 '렙틴 저항성'이 생긴다. 렙틴 저항성 상태에서는 인슐린 저항성이 악화되고 체중증가가 심해지는 악순환이 계속된다.

원래 렙틴은 구석기 시대 원시인들에게는 아주 유용한 호르몬이었다. 하지만 현대인들에게는 오히려 비만을 유발하는 요인으로 작용하고 있다. 현대인들은 구석기 시대 원시인들과 같은 유전자를 가지고 있으면서 렙틴이 충분하다 못해 넘쳐나는 '비만 유발 환경'에 살고 있기 때문이다.

탄수화물의 밸런스가 중요하다

우리나라 사람들의 탄수화물 총섭취량은 신체활동량에 비해 많은 편이다. 힘들게 농사를 짓고 먼 길도 걸어 다녔던 옛 조상들의 신체활동량이라면 매 끼니 밥 1공기를 먹어도 괜찮다.

하지만 자동차로 이동하고 하루 종일 앉아 있는 시간이 많아진 현대인들은 신체활동량이 반의 반도 안 되므로 탄수화물 총섭취량을 줄여야 한다. 특히 힘든 육체노동이나 근력운동을 하지 않는다면 밥의 양도 줄여야 한다. 물론 설탕, 액상과당 같은 단순당부터 줄이고 흰 밀가루 같은 정제 탄수화물 섭취를 줄이는 것이 순서다.

이런 내용의 글을 몇년 전 한 일간지에 연재했다가 일부 학자들의 반론을 들었다. 당시 탄수화물:단백질:지방의 비율을 65:15:20으로 맞추는 것이 황금비율이라고 주장했던 영양학자들 가운데는 '지금 우리나라 사람들의 음식 섭취가 가장 이상적인 황금비율에 맞는데 그게 무슨 황당한 주장이냐?'고 말하는 이들이 있었다. 농촌진흥청에서는 '그렇지 않아도 쌀 소비량이 줄어서 걱정인데 밥을 지금보다 덜 먹으라고 하면 어떻게 하느냐?'라며 우려의 뜻을 전해오기도 했다.

하지만 최근에는 탄수화물 섭취량을 총섭취 에너지의 50~60%로 맞추는 것이 적절하다는 의견을 제시하는 영양학자들이 많아지고 있다.

일부에서는 나쁜 탄수화물 단순당, 정제 탄수화물 을 피하고 좋은 탄수화물 혈당을 급격하게 높이지 않는 통곡류, 콩류 등 을 먹는다면 아무 문제가 없다고 말한다. 하지만 좋은 탄수화물이라도 무조건 많이 먹는 것은 금물이다. 탄수화물은 지방과 달리 우리 몸 안에 한없이 쌓이지 않는다. 들어오는 대로 바로바로 쓰이는 에너지원이기 때문이다. 운동을 많이 하거나 육체노동을 하는 사람이라면 모를까, 하루 종일 컴퓨터 앞에만 앉아 있는 사람이 통밀빵에 고구마 같은 좋은 탄수화물만 먹는다고 해서 많이 먹는데도 비만해지지 않을 리 없다.

밥은 한 끼니에 반 공기로 줄여라

뇌는 포도당만 에너지원으로 사용한다고 했다. 우리 몸은 뇌가 포도당을 이용하기 편하게 간에 포도당을 줄줄이 사탕처럼 엮은 글리코겐 형태로 비축하고 있다가 조금씩 내보내 혈당을 유지한다.

뇌가 하루에 사용하는 포도당의 양은 약 120g으로, 이 중 3분의 1 정도는 재활용해서 쓰고 나머지 80g 정도는 음식을 통해 얻는다. 따라서 적어도 하루 100g 정도의 탄수화물은 섭취해야 한다. 밥 1공기에 탄수화물 함량이 약 70g이니까 밥 1공기 반이면 필요한 탄수화물을 다 얻을 수 있다. 군것질로 섭취하는 단순당을 피하더라도 밥의 양을 줄여야 하는 이유가 여기에 있다.

당뇨병이나 신장질환이 있는 환자가 아니라면 빠른 체중감량을 위해 탄수화물을 하루 50g 수준으로 제한하는 식이요법을 2~4주 정도 시행해도 건강

에 아무런 무리가 없다. 만약 신체활동량이 많다면 신체활동량과 비례해 섭취
량을 늘릴 수 있다.

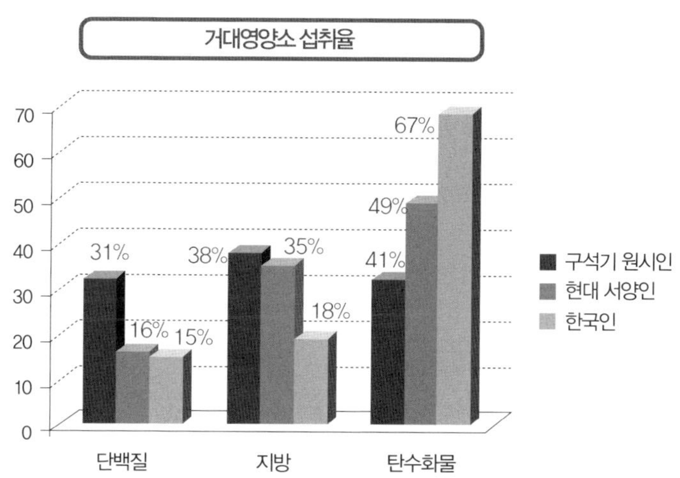

어떤 식품으로 먹을까

우리나라 '식품 구성 자전거'를 보면 곡류가 가장 많이 자리 잡고 있다. 쌀
밥을 먹든 잡곡밥을 먹든 혈당은 상승한다. 떡이나 빵, 옥수수, 감자 같은 탄
수화물 식품만 섭취한다면 혈당이 빠르게 올라 인슐린 분비를 강하게 자극한
다. 흰 쌀밥은 현미나 잡곡밥에 비해서는 혈당을 빠르게 올리지만 나물이나 생
선, 달걀, 두부 같은 반찬과 함께 먹게 되므로 빵이나 면류를 먹는 것보다 혈당
이 올라가는 속도가 느리고 따라서 인슐린을 적게 자극한다.

하지만 쌀밥이나 잡곡밥이라도 먹는 양이 많으면 인슐린을 자극하게 된다.

이것이 반복되면 인슐린 저항성이나 렙틴 저항성으로 이어져 살이 찌고, 당뇨병으로 진행될 위험이 높아진다.

건강을 위해 현미나 잡곡밥을 먹더라도 탄수화물의 총섭취량은 지금보다 줄여야 한다. 옛날 우리 조상들은 신체활동량이 많았기 때문에 바로바로 에너지 원료로 이용되는 탄수화물 섭취가 많아야 했다. 뿐만 아니라 농경사회에 진입한 이후 단백질을 충분히 섭취할 수 있는 기회가 줄어 곡류를 통해 단백질을 공급했기 때문에 밥의 양이 많을 수밖에 없었다.

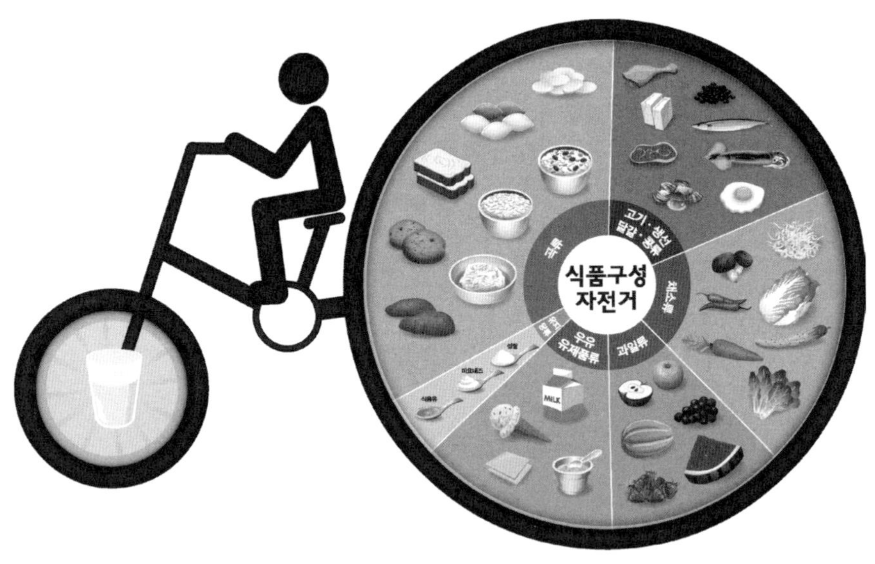

식품 구성 자전거 6개의 식품군에 권장식사 패턴의 섭취횟수와 분량에 맞추어 바퀴 면적을 배분한 형태이다. 균형 잡힌 식사와 수분 섭취, 적절한 운동을 통한 비만 예방이 가능하다.

하지만 현대인들은 단백질 음식을 섭취하기 쉽기 때문에 굳이 곡류를 통해 단백질을 얻을 필요가 없다. 지금보다 바로 에너지원으로 쓰이는 탄수화물 섭취는 줄이고 대신 몸을 구성하는 구성성분인 단백질을 구석기 원시인들만큼은 아니더라도 더 먹어야 한다. 포만감을 빨리 주고 인슐린 저항성, 렙틴 저항성을 개선시키는 것이 단백질의 장점이다. 이미 비만이라면 하루 빨리 탄수화물 섭취를 줄이고 단백질 섭취는 더 늘려서 세트포인트를 낮춰야 한다.

식품군별 대표식품의 1인 1회 분량

식품군	1인 1회 분량
유지 · 당류	식용유 1작은술(5g), 버터 1작은술(5g), 마요네즈 1작은술(5g), 설탕 1큰술(10g), 커피믹스 1봉(12g)
우유 · 유제품류	우유 1컵(200g), 호상요구르트 1/2컵(100g), 액상요구르트 3/4컵(150g), 아이스크림 1/2컵(100g), 치즈 1장(20g)
고기 · 생선 계란 · 콩류	육류 1접시(생 60g), 닭고기 1조각(생 60g), 생선 1토막(생 60g), 달걀 1개(60g), 두부 2조각(80g), 콩(20g)류
과일류	사과(중) 1/2컵(100g), 귤(중) 1개(100g), 참외(중) 1/2개(200g), 포도(중) 15알(100g), 오렌지주스 1/2컵(100g)
채소류	콩나물 1접시(생 70g), 시금치나물 1접시(생 70g), 배추김치 1접시(40g), 오이소박이 1접시(60g), 버섯 1접시(생 30g), 물미역 1접시(생 30g)
곡류	밥 1공기(210g), 국수 1대접(건면 100g), 식빵(대) 2쪽(100g), 감자(중) 1개(130g)

한국인 영양섭취기준 개정판, 2010 - (사)한국영양학회
1회 분량을 기준으로 자신의 권장섭취 패턴을 계획하거나 체크할 수 있다.

탄수화물 제한 식이요법의 허와 실

● 앳킨스 다이어트

우리나라에서는 '황제다이어트'로 더 잘 알려진 앳킨스 다이어트는 미국 의사 앳킨스 Atkins 가 1970년대에 소개해 큰 인기를 끌었다. 탄수화물 섭취를 철저히 제한해서 체중을 감량하는 방법이다.

2001년 6월 하버드대학 비만치료 단기연수 과정에서 앳킨스 박사를 직접 만난 적이 있는데, 풍채가 좋고 배도 나와 있어 다이어트 전도사 같은 느낌은 전혀 받지 못했던 기억이 난다. 그 후 앳킨스 박사는 2003년에 넘어지면서 뇌를 다쳤고, 수술을 받아 병원에 입원하고 있던 중에 사망했다. 당시 그가 심장병으로 사망했다느니 하는 소문이 무성했고, 앳킨스 재단이 부도가 나는 불상사도 있었다.

앳킨스 박사가 탄수화물 제한식에 대한 연구를 시작한 것은 1960년대이다. 그도 의대를 다니는 동안 15kg 이상 체중이 늘어난 상태였고, 탄수화물 제한 식이요법으로 체중감량에 성공한 후 이 분야의 전문가로 자리 잡았다. 지방을 다이어트의 적으로 간주하고 칼로리를 계산해서 식이요법을 권하던 시기에 '칼로리 계산 말고 지방도 마음껏 먹되 탄수화물 섭취만 제한하라'는 그의 주장은 뜨거운 논쟁을 불러 일으켰다.

이후 앳킨스 다이어트와 저지방 다이어트의 효과를 비교한 여러 편의 논문들이 나왔고, 최근까지도 앳킨스 다이어트는 어떤 다이어트보다 다이어트 효과가 큰 것으로 알려져 있다.

하지만 처음에는 살이 빠지지만 탄수화물을 먹지 않고 6개월 이상 지낸다는 것이 현실적으로 실천하기 어렵고, 결국 탄수화물 섭취를 다시 시작하면 원래 체중으로 돌아가기 때문에 이 역시 바람직한 방법은 아니라는 주장도 있다.

내가 생각하는 앳킨스 다이어트의 문제점은 크게 3가지다.

첫째, 탄수화물도 우리 몸에 필요한 에너지원이다. 탄수화물 섭취를 철저히 제한해 몸 안에 '케톤'이 많아지면 이를 배출하기 위해 수분이 많이 빠져 나가고 케톤 자체가 식욕을 억제하는 효과가 있어 초반에는 살이 많이 빠진다.

하지만 케톤이 주로 이용되는 상황은 어디까지나 우리 몸의 '비상 상황'이라는 것이 내 생각이다. 어쩔 수 없는 상황에서만 뇌세포가 케톤을 이용할 뿐이고 포도당을 이용하는 것이 보다 바람직하다. 포도당만 고집하는 뇌세포에는 포도당을 공급하고 포도당과 지방산을 구분하지 않고 에너지원으로 이용하는 다른 조직이나 장기에는 지방산을 이용하도록 하면 된다.

따라서 탄수화물은 포도당만을 고집하는 뇌세포나 적혈구 등이 이용할 수 있는 정도로 먹고, 근육은 지방산을 주 에너지원으로 사용하도록 바꾸자는 것이 내가 제안하는 다이어트 방법이다.

둘째, 탄수화물 제한 식이요법으로 인해 식이섬유나 비타민, 미네랄처럼 식물을 통해 얻을 수 있는 영양소가 결핍될 수 있다는 점이다. 또한 식물에만 들어 있는 폴리페놀 같은 식물영양소도 마찬가지다. 물론 이런 영양소를 영양제를 통해 섭취해도 되지만 식품으로 먹는 것이 가장 좋다.

셋째, 좋은 지방과 나쁜 지방을 구분해야 한다는 점이다. 앳킨스 다이어트는 탄수화물을 제외하고는 음식에 제한을 두지 않는다. 하지만 트랜스지방과 포화지방은 혈관의 노화를 촉진시키고 심혈관 질환을 일으킨다. 앳킨스는 '지방을 먹어도 지방으로 축적되지 않는다'고 주장하지만 나쁜 지방이 들어오면 세포막이나 호르몬을 만드는 원료 자체가 좋지 않으니 당연히 나쁜 영향을 미친다. 뿐만 아니라 중성지방 형태로 축적된 지방조직도 불포화지방처럼 좋은 지방이 포화지방이나 트랜스지방 같은 나쁜 지방보다 분해가 잘 되는 것으로 알려져 있다.

때문에 오메가-3 지방산과 올리브유, 카놀라유에 풍부한 단일불포화지방산을 많이 섭취하고 오메가-6 지방산 섭취는 줄이는 것이 바람직하다. 무엇보다 건강을 해치는 트랜스지방은 무조건 피해야 한다. 따라서 지방도 좋은 지방과 나쁜 지방을 구분해 가능하면 좋은 지방으로 섭취하는 것이 중요하다.

● 사우스비치 다이어트

미국의 심장전문의인 애거스톤 박사가 고안한 다이어트 방법으로, 한때 미국에서 큰 인기를 끌었다. 처음 2주 동안은 탄수화물을 극단적으로 제한하고 이후 현미, 통밀, 일부 과일 등 좋은 탄수화물을 섭취하는 방법이다. 처음 2주 동안은 황제 다이어트를 하고, 이후 저인슐린 다이어트를 시도하는 방법으로 보인다.

원시인 다이어트와의 차이점은 첫째, 양질의 단백질 섭취를 강조하지 않는다는 점이다. 애거스톤 박사는 탄수화물의 중요성을 강조한다. 처음에는 탄수화물을 철저히 제한하다가 이후에는 당지수 GI(혈당을 높이는 정도를 수치로 표시한 것)가 낮은 탄수화물, 즉 혈당을 급격하게 올리지 않는 탄수화물을 주로 섭취하기를 권하고 있다.

둘째, '좋은 탄수화물'은 많이 먹어도 되는지가 분명하지 않다. 탄수화물을 무조건 제한하는 것도 바람직하지 않지만 당지수가 낮은 탄수화물도 지나치게 많이 섭취하면 인슐린 분비를 자극해 비만이 될 수 있다. 통밀빵이 흰 밀가루로 만든 빵보다 다이어트에 도움이 된다고 해서 무조건 많이 먹어도 되는 것은 아니다.

● 존 다이어트

존Zone 다이어트에서는 거대영양소의 비율을 중요하게 생각해 탄수화물:단백질:지방의 비율을 40:30:30으로 맞추라고 말한다. 단백질 섭취를 강조한다는 점에서는 원시인 다이어트와 비슷하다. 하지만 거대영양소의 비율을 특정하게 정해 놓으면 그대로 실천하기가 어렵고 개개인의 차이를 고려하지 않는다는 문제가 있다.

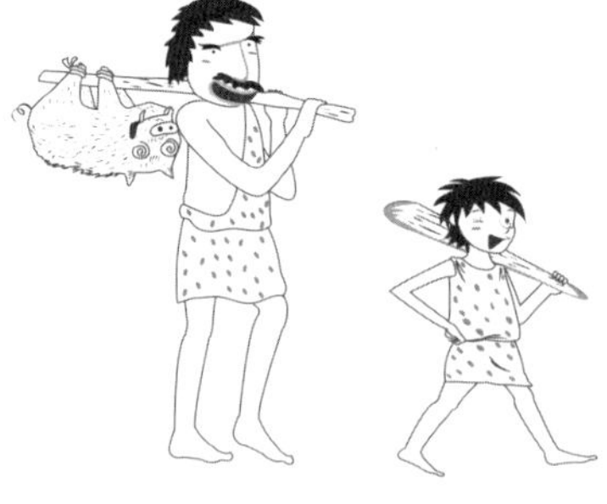

좋은 지방과 나쁜 지방의 차이

트랜스지방의 등장

동물성 지방의 유해 논쟁이 계속되던 때 식품가공업계에서는 액체 상태의 식물성 기름에 수소를 첨가해 고체 형태의 지방을 만들어내는 방법을 개발했다. 당시에는 동물성 지방은 인체에 해롭고 식물성 지방은 좋다는 이분법적 논리가 지배하고 있었기 때문에 식품업계는 크게 환영했다. 버터나 라드 같은 동물성 지방 대신 비용이 저렴한 옥수수나 콩기름을 사용할 수 있게 됐고, 식물성 지방을 변질이 잘 안 되는 고체 형태로 만들어 오랜 기간 보관과 유통이 가능해졌기 때문이다.

식물성 기름 자체는 불포화지방이다. 하지만 여기에 수소를 넣어 포화지방을 만드는 과정에서 자연계에는 존재하지 않는 돌연변이 지방이 만들어지는데, 이것이 바로 트랜스지방이다.

트랜스지방은 식물성 기름으로 만들었지만 심장병의 발생 위험을 오히려 더 높인다. 나쁜 LDL 콜레스테롤 수치를 증가시키고 좋은 HDL 콜레스테롤 수치는 낮추기 때문이다. 최근에는 암 발생이나 당뇨병과도 연관이 있다는 보고도 나와 있다.

트랜스지방이 많이 들어 있는 대표적인 식품이 마가린이나 쇼트닝이다. 그래서 동물성 지방 유해론이 한창일 때 버터 대신 마가린을 선택했던 소비자들로서는 분개할 노릇이다. 마가린이나 쇼트닝으로 만든 빵이나 쿠키, 팝콘 등에도 트랜스지방이 들어 있다.

또 감자튀김이나 프라이드치킨처럼 식물성 기름에 열을 가해 음식을 조리할 때도 트랜스지방이 생기기 쉽다. 물론 쇼트닝에 튀겼는지, 아니면 올리브유나 카놀라유에 튀겼는지에 따라 트랜스지방의 함량에는 큰 차이가 난다.

트랜스지방은 하루 섭취 에너지의 1% 이내로

하루 섭취 에너지 중 트랜스지방으로 인한 칼로리는 1%가 넘지 않는 것이 좋다. 세계보건기구WHO가 권고하는 기준이다. 성인의 하루 섭취에너지를 2,000kcal로 본다면 하루 제한량은 2.2g이다. 이것은 도넛 1개, 크루아상 반 개, 피자 7분의 1조각, 감자튀김 3분의 2봉지, 과자 1봉지 이내에 해당하는 양이다. 하지만 성장기의 어린이들은 이보다 훨씬 더 적은 양이라도 위험할 수 있다.

흔히 영화를 볼 때 극장 안에서 먹는 팝콘 200g 1 봉지만 해도 무려 22g의 트랜스지방이 들어 있다. 전자레인지용 팝콘은 전체 지방의 절반 가까이가 트랜스지방이다. 고소하면서도 바삭한 맛이 좋은 빵, 패스추리는 전체 재료의 40% 가까이 되는 양의 마가린을 사용해서 만든다. 또 감자로 만든 감자칩도 40%의 지방이 들어 있어 본래의 감자보다 8배나 칼로리가 높다. 이외에도 시

판되는 과자나 빵, 아이스크림 등의 영양표시를 조금만 꼼꼼하게 보면 트랜스지방이 많은 쇼트닝, 정제·가공 유지 등을 넣어 만든 제품이 쉽게 눈에 띈다.

한 연구에 의하면 우리나라 여고생의 1인당 하루 총 트랜스지방 섭취량은 평균 4g 정도로 나타났다. 주요 섭취원은 과자, 빵, 유제품, 튀김류 순서였다. 한국식품연구원에서 조사한 결과 우리나라 사람들의 트랜스지방 섭취량 추정치는 평균 2.6g(2~4g) 정도였다.

트랜스지방에 대한 규제는 2004년 덴마크에서 처음 시작됐다. 덴마크 정부는 가공식품의 트랜스지방 함량이 2%를 넘으면 판매를 금지했다.

미국 식품의약청은 2006년부터 영양표시 항목에 의무적으로 트랜스지방의 함량을 표시하도록 했고, 뉴욕의 경우 한발 더 나아가 트랜스지방 사용을 전면 금지하고 트랜스지방을 사용하는 음식점에는 벌금을 부과하기로 결정하기도 했다. 우리나라도 2007년 12월부터 영양표시에 트랜스지방의 함량을 표기하고 있다.

한 가지, '식물성' 또는 '트랜스지방 0'라고 표시된 가공식품도 트랜스지방의 함량을 잘 살펴야 한다. 이들 제품을 그렇지 않은 제품보다 좋은 제품으로 생각하기 쉽지만 영양표시를 살펴보면 트랜스지방이 들어 있는 경우가 많다.

'트랜스지방 0'이라는 표시는 트랜스지방이 아예 없다는 이야기가 아니다. 트랜스지방이 0.5g 이하로 들어 있을 때에는 이렇게 쓰는 것이 허용된다. 때문에 트랜스지방이 0.5g 들어 있으면서 '트랜스지방 0'으로 표시돼 있는 스낵류를 별 생각없이 많이 먹다가는 자신도 모르는 사이에 허용치를 벗어날 수도 있다. 우리가 모르고 먹는 식품에 들어 있는 트랜스지방까지 계산하면 훨씬 많은

양을 먹고 있고, 그 양이 하루 섭취 에너지의 1%를 훌쩍 뛰어넘을 가능성이 커
진다.

트랜스지방 덩어리 간식보다는 견과류를 먹어라

일단 트랜스지방이 들어 있는 가공식품의 섭취를 최대한 줄이는 것이 가장
좋은 방법이다. 마가린이나 과자, 파이, 패스추리, 쿠키, 케이크, 빵, 도넛,
팝콘, 크래커, 각종 스낵, 튀김 등 트랜스지방이 많은 식품을 아예 구입하지
않는 것이 좋다. 하지만 불행하게도 모두 아이, 어른 할 것 없이 많이 먹는 식
품들이다.

이런 종류의 간식보다는 견과류나 씨앗류를 먹는 것이 좋다. 만약 감자칩
이 생각난다면 삶은 감자나 고구마로 대신한다. 가능하면 신선한 식품을 트랜
스지방이 생기지 않는 조리법으로 이용하는 습관을 들인다.

빵이나 과자를 먹을 때는 마가린을 넣어 촉촉하게 만든 빵이나 쇼트닝 등으
로 바삭하게 만든 제품 대신 호밀빵, 통밀빵, 바게트처럼 트랜스지방의 염려
가 없는 담백한 빵을 고르는 것이 좋다.

요리를 할 때도 마가린이나 쇼트닝을 사용하지 않도록 한다. 튀김이나 볶
음보다는 찜, 구이가 좋지만 굳이 기름을 쓰려면 저온압착한 올리브유나 포도
씨유, 들기름 등을 쓰는 것이 좋다. 다만 이런 식물성 기름이라도 상온에 오래
두거나 뚜껑을 열어 두면 트랜스지방이 생길 수 있다.

여러 번 기름을 사용할수록 트랜스지방이 늘어나므로 한번 튀김요리를 했

던 기름은 아깝더라도 버린다. 외식을 하는 경우에는 가능하면 튀김요리를 피하는 것이 상책이다.

좋은 지방, 오메가-3 지방산

흔히 EPA, DHA라고 말하는 것이 바로 오메가-3 지방산이다. 고지방 음식을 주로 먹는 에스키모인들의 심혈관 질환 발병이 적은 이유가 바로 EPA와 DHA 즉, 오메가-3 지방산이 풍부한 생선기름을 많이 섭취하기 때문이다.

또한 제2형 당뇨병에 걸릴 위험이 높은 과체중, 복부비만인 경우 오메가-3 지방산이 인슐린의 역할을 개선시킨다. 염증 반응을 억제하는 데도 좋아 류머티스 관절염의 증상을 감소시키고, 예방에도 도움이 된다.

오메가-3 지방산은 오메가-6 지방산과 적당한 비율을 맞춰서 섭취하는 것이 중요하다. 구석기시대 원시인들은 오메가-6 지방산:오메가-3 지방산을 1~2:1 정도로 섭취했다. 때문에 구석기인들과 같은 유전자를 가지고 있는 현대인들도 가능하면 이 비를 유지하는 것이 좋다.

하지만 식생활이 서구화되고 육류 섭취가 증가하면서 이 비는 10:1 정도로 차이가 커졌고, 미국의 경우 무려 20:1에 육박하고 있다. 즉, 오메가-6 지방산은 과거에 비해 너무 많이 섭취하는 반면 오메가-3 지방산 섭취는 크게 줄었다. 오메가-6 지방산:오메가-3 지방산의 비는 작을수록 건강에 유리한데, 1~4:1일 때 세포막이 가장 최적의 건강 상태를 유지할 수 있다.

우리가 지금 먹고 있는 육류도 원시인들이 먹었던 육류와는 크게 다르다.

중금속이나 잔류농약, 환경호르몬, 항생제, 성장촉진제 등에 오염되어 있을 뿐만 아니라 오메가-3 지방산의 함량이 매우 낮다. 우리에 가둬놓고 사료로 키운 가축에서 얻은 고기는 방목해서 키운 경우보다 오메가-3 지방산의 함량이 6배나 낮다고 한다.

이것은 생선도 마찬가지다. 원래 생선은 오메가-3 지방산이 풍부한 대표적인 식품이다. 하지만 양식으로 키운 생선은 자연산에 비해 오메가-3 지방산의 함량이 훨씬 낮다. 이런 이유에서 고기 대신 생선을 섭취하고 오메가-3 지방산이 풍부한 아마씨, 호박씨, 견과류 등을 많이 섭취하는 것이 바람직하다.

오메가-3 지방산이 지방 연소를 돕는다

축적된 지방을 내보내는 가장 효과적인 방법이 운동이다. 그런데 운동을 할 때 오메가-3 지방산을 함께 섭취하면 그 효과가 배가된다.

사우스오스트레일리아대학 연구팀은 비만한 남녀를 4개의 그룹으로 나눠 첫 번째 그룹은 주 3회 규칙적인 운동과 함께 오메가-3 지방산 생선기름을 섭취하게 했다. 나머지는 오메가-3 지방산만 섭취하게 한 그룹, 오메가-3 지방산 대신 해바라기씨유만 섭취하게 한 그룹, 해바라기씨유와 규칙적인 운동을 병행한 그룹으로 나누어 12주 후 결과를 비교해 보았다.

그 결과, 오메가-3 지방산 섭취와 규칙적인 운동을 병행한 그룹에서 지방이 가장 많이 감량됐다. 오메가-3 지방산이 지방산을 연소시키는 데 필요한 효소들을 자극하기 때문이다.

이뿐만 아니라 오메가-3 지방산이 중성지방 수치를 떨어뜨려 이미 중성지방 치료 전문의약품으로도 판매되고 있다. 중성지방을 떨어뜨리는 효과를 보기 위해서는 하루 2~4g을 복용해야 한다. 우울증 환자의 증상을 개선시키는 데도 오메가-3 지방산을 섭취하면 도움이 되는 것으로 알려져 있다.

오메가-3 지방산을 잘 섭취하려면

우리나라는 최근 30년 동안 지방 섭취량이 꾸준히 증가했다. 특히 동물성 지방의 섭취량이 크게 증가했다. 다행히 생선이나 해산물의 섭취량이 많고 오메가-6:오메가-3 지방산 비율이 서양인들만큼 심하지는 않다.

좋은 지방을 섭취하려면 오메가-6 지방산은 여러 가지 식품에 많이 들어 있으므로 오메가-3 지방산을 섭취하는 데 보다 신경을 쓰는 것이 좋다.

오메가-3 지방산을 얻는 데는 2가지 방법이 있다. 첫째는 음식을 통해 얻는 것이다. 곡류 섭취가 많을수록 오메가-6 지방산 섭취가 많아지므로 생선이나 해산물, 특히 등 푸른 생선을 1주일에 3번 이상 규칙적으로 섭취해 오메가-3 지방산 섭취를 늘린다. 하지만 몸집이 큰 참치 같은 생선은 주의한다. 수은이나 PCB 같은 유해물질의 농도가 높기 때문이다. 특히 임신한 여성은 태아에게 영향을 미칠 수 있으므로 수은 섭취량이 늘지 않도록 조절해야 한다.

아마에도 오메가-3 지방산이 매우 풍부해 아마씨나 아마씨유를 먹어도 좋다. 식물성 기름을 고를 때는 콩기름이나 옥수수기름처럼 오메가-6 지방산이 많은 것보다는 아마씨유나 포도씨유, 올리브유를 주로 사용한다.

두 번째 방법은 보충제를 먹는 것이다. 오메가-3 지방산 보충제로는 아마씨유 캡슐제제와 EPA·DHA 함량이 표기된 생선유 캡슐제제가 있다.

평소 건강한 식습관을 유지하는 사람이라면 굳이 보충제를 복용할 필요가 없다. 하지만 바쁜 생활 속에서 생선을 신경 써서 먹지 못하고 있다면 오메가-3 지방산을 보충제 형태로 섭취하는 것이 좋다. 특히 비만이나 중성지방 과다, 류머티스 관절염이 있는 사람이라면 오메가-3 지방산 보충제를 잘 복용하면 도움이 된다.

그렇다면 생선이나 아마씨 등의 식품을 통해 오메가-3 지방산을 섭취하는 것과 보충제를 먹는 것 중에 어느 것이 좋을까? 물론 자연식품을 통해 얻는 것이 흡수가 잘 되고 비타민 E 등의 다른 영양소까지 함께 얻을 수 있어서 유리하다. 오메가-3 지방산 보충제를 먹는다면 매일 2~4g을 아침저녁으로 나누어 복용한다.

● 아마씨

아마씨는 우리에게는 조금 생소해도 북미나 유럽 지역에서는 오래 전부터 많이 먹는 식품 중 하나이다. 미국이나 캐나다, 유럽 등지에서는 아마 사료로 키운 닭이 낳은 달걀이 나와 있고 곡류에 아마를 넣어 만든 빵도 많이 먹는다. 미국에서는 식용과 사료용으로 연간 15만 톤이나 되는 아마씨가 소비된다고 한다. 독일의 경우 매년 6만 톤의 아마씨가 빵이나 시리얼 같은 식품 중심으로 소비된다.

아마씨유가 전 세계적으로 '기능성 식품'으로 인기가 높은 것은 식물성 오메가-3 지방산이 가장 많이 들어 있기 때문이다. 아마씨에 들어 있는 지방의

57%가 오메가-3 지방산이다. 가루 낸 아마씨를 매일 2작은술 먹거나 샐러드에 뿌려 먹으면 좋다.

아마씨 형태	중량(g)	칼로리(kcal)	총지방량(g)	오메가-3 지방산(g)	단백질(g)	총식이섬유량(g)
통아마씨	100	450	41	23	20	28
아마씨유	100	884	100	57	-	-

자료 : 캐나다 곡류위원회(Canadian Grain Commission) 2001년

● **견과류**

호두나 아몬드, 잣 같은 견과류에는 단일불포화지방산과 오메가-3 지방산이 풍부하다. 비타민 E나 B6, 엽산, 나이아신, 마그네슘, 아연, 구리, 칼륨 등 다양한 비타민과 미네랄도 들어 있다.

점심과 저녁 사이에 출출한 느낌이 들 때 호두나 아몬드를 1줌 정도 섭취하면 식욕을 다스리는 데 도움이 되고 저녁식사의 양을 줄일 수 있다. 이때 설탕이나 방부제, 첨가물이 들어 있는 제품은 피한다. 나 역시 점심과 저녁 사이에 간식으로 아마씨 분말이나 호두를 먹는다.

견과류의 종류에 따라 효능은 조금씩 다르다. 예를 들어 견과류 중에서 식물성 오메가-3 지방산 함량이 가장 높은 호두는 아르기닌이 풍부해 혈액순환을 개선시킨다.

한 가지, 껍질을 벗긴 호두를 살 때는 신선한지 잘 살핀다. 견과류 같은 고

지방 식품은 시원하고 건조한 곳에서 보관하지 않으면 쉽게 상한다. 껍질을 까지 않은 호두는 보관만 잘 하면 3~4개월 두고 먹어도 괜찮다.

박용우 박사가 알려 주는
내 몸에 맞는 원시인 다이어트

구석기인들은 어떤 음식을 먹었을까

우리와 유전자가 같은 1~5만 년 전 구석기 시대 원시인들은 무엇을 먹고 살 았을까. 화석이나 동굴 속 벽화 등을 통해 보면 사냥과 채집을 통해 동물의 살코 기, 생선, 해산물, 풀 채소, 과일, 견과류 등을 주로 먹었다.

미국 콜로라도 주립대학의 코데인 Cordain 교수는 원시인들의 식습관을 연구 하는 전문가다. 그는 전 세계에서 오랜 세월 전통적인 생활습관을 유지하고 있 는 원주민 마을 229곳에 사는 사람들의 식습관을 조사했다. 그에 의하면 채식 만 하는 곳은 하나도 없고 사냥으로 얻은 동물의 살코기가 단백질과 지방의 주 요 공급원이었다. 또한 간, 콩팥, 허파 같은 동물의 장기를 가장 귀하게 여겼 고 특정 계급을 위해 비축해 두기도 했다.

코데인 교수는 이들의 식습관에서 동물성 음식물이 전체 식사량의 50~65%를 차지했으며, 식물성 식품에서 주로 얻는 탄수화물 섭취량은 단백 질 섭취량에 비해 비교적 낮았다고 결론지었다.

동아프리카 마사이족의 경우 우유, 동물의 살코기나 혈액, 장기를 주로 먹 고 있지만 비만이나 심장병 환자는 전혀 없다.

가장 건강한 식습관을 가진 부족 중 하나는 나일강 상류 지역에 거주하는 딩카 Dinka 족이다. 이들은 생선과 어패류 위주로 먹고 사는 부족으로 알려져 있다. 딩카족과 15년을 함께 살았던 한 의사는 함께 살았던 기간 동안 비만이나 심장병, 암에 걸린 환자가 단 한명도 없었다고 보고했다.

탄수화물 섭취량이 늘면서 질병이 많아졌다

고고학자들은 화석이나 각종 기록을 통해 농경사회로 진입하면서 사람들의 영양 상태가 더 나빠졌고, 사냥과 채집을 하면서 살았던 원시 조상보다 질병에 더 많이 걸리기 시작했다는 사실을 확인했다. 발견된 유골들을 분석한 결과를 보면 원시 조상과 비교해 농사를 지었던 선조들은 약 50%에서 영양결핍이 관찰되었다. 또한 철분 결핍성 빈혈은 4배 이상 많았고 감염성 질환도 3배나 높았다는 사실이 흥미롭다.

사냥과 채집으로 생존해 오던 인류는 약 1만 년 전 구석기 시대에 이르러 농사를 짓고 가축을 기르기 시작했다. 이때부터 단백질 섭취량이 줄어들고 탄수화물 섭취량은 급격히 늘면서 영양결핍이 많아지고 여러 가지 질병에 노출되기 시작했다.

예를 들어 탄수화물의 처리 능력이 망가진 질병이 당뇨병인데, 원시인들에게는 당뇨병이 없었다. 원시인들의 주된 활동은 걷기였다. 어쩌다 전력으로 뛰어야 하는 일도 있었지만 먹잇감을 찾고 채집을 위해 하루 종일 걸어야 했다. 걸어 다니면서 따먹는 과일이나 풀로 얻은 탄수화물은 곧바로 에너지원으

로 사용됐다. 이처럼 신체활동량이 많았기 때문에 농경시대에 접어들면서 곡류
와 감자류 섭취가 늘었음에도 불구하고 비만이 그리 많지는 않았다.

그렇다면 비만 인구가 급격히 늘어난 최근 40년 동안 무엇이 크게 달라졌
을까. 우선 농경사회에서 산업사회로 바뀌는 것과 동시에 무엇보다 신체활동
량이 크게 줄었다. 여기에 자동차, 엘리베이터, 세탁기 등의 보급으로 신체활
동량이 더 줄더니 이제는 TV와 PC, 인터넷 등으로 인해 아예 하루 종일 의자
에 앉아서 보내는 시간이 대부분이 돼버렸다.

섭취하는 탄수화물의 종류도 달라졌다. 통곡류 대신 혈당을 급격하게 올리
는 단순당과 정제 탄수화물을 주로 섭취한다. 때문에 들어오는 대로 바로바로
써야 하는 탄수화물은 신체활동량이 뚝 떨어지면서 어디엔가 비축해야 하는
상황이 되었지만 몸속의 유전자는 과다하게 들어온 탄수화물을 처리하는 데
익숙하지가 않다. 결국 어설프게 내장지방 형태로 비축하는 과정에서 '천연 체
중조절 시스템'이 흔들리고 세트포인트가 상향 조정되는 것이다.

만약 탄수화물 처리능력이 유전적으로 뛰어난 사람이라면 쉽게 비만해지지
않고 평소 체중을 유지할 수 있으니 다행스러운 일이다. 하지만 비만이나 당뇨
병 가족력 등이 있어 상대적으로 탄수화물 처리능력이 떨어지는 사람이라면 비
만해질 위험이 아주 높다.

구석기 시대 원시인들과 같은 유전자를 가지고 있으면서 농경시대에 농사
라도 지었던 선조들과 비교하면 오히려 육체노동이나 신체활동량은 턱없이 줄
어든 현대인들이 지금보다 탄수화물 섭취량을 더 줄여야 하는 이유가 바로 여
기에 있다.

구석기 시대 원시인들처럼 먹어라

농경시대 이전의 구석기 시대 원시인들처럼 먹자는 방법이 원시인 다이어트 Paleo Diet 이다. 구석기 시대에는 없었던 각종 가공식품을 줄이고 양질의 단백질과 신선한 채소 위주로 먹자는 것이다.

1990년대 후반부터 일부 영양학자들은 구석기인들처럼 곡류, 콩류, 감자류 등을 일체 먹지 않으면서 소금 등 조미료도 가능하면 사용하지 않고 유기농 식품으로 먹는 이른바 '구석기 식단'을 제안하기 시작했다.

스웨덴 룬드대학 린드버그 박사팀은 당뇨병 환자를 대상으로 원시인 다이어트를 실시한 결과, 혈당이 잘 조절되는 것을 확인했다. 연구팀은 당뇨병 환자를 2개 그룹으로 나누어 한 그룹은 구석기 식단대로 먹고, 다른 그룹은 지중해 식단을 하도록 했다. 구석기 식단 그룹은 과일 섭취가 많았고 곡물과 유제품은 아예 먹지 않았다. 지중해식 식단은 혼합곡물 시리얼, 저지방 유제품, 과일, 올리브유나 카놀라유, 소금, 채소 등으로 이루어졌다.

각자 정해진 식단대로 3개월 동안 먹었더니 구석기 식단대로 먹은 그룹은 탄수화물 섭취시에 높아지던 혈당 수치가 현저히 떨어졌으며 혈당이 모두 정상으로 돌아왔다. 이에 비해 지중해 식단을 시도한 그룹에서는 탄수화물 섭취시 높아진 혈당 수치가 지중해 식단 전과 비슷하게 유지됐다.

다이어트는 물론 당뇨병, 지방간에도 효과

원시인 다이어트는 구석기 다이어트라고도 하는데, 다이어트와 달리 몸에 무리가 되지 않는다. 유전자에 익숙한 음식을 먹기 때문에 몸이 편하게 받아들인다. 유전적으로 탄수화물 처리능력이 떨어지는 사람들은 쉽게 뱃살이 붙고 살이 찐다. 이런 경우 탄수화물 섭취량을 줄이고 정제 탄수화물 대신 '진짜 탄수화물'을 먹는 원시인 다이어트를 통해 뱃살은 물론 체중이 줄어든다.

또 원시인 다이어트를 통해 살만 빼는 것이 아니라 더 건강한 몸을 만드는 일석이조의 효과가 있다. 신선한 식품을 최소한의 조미료만 넣어 먹으니 자연 건강해질 수밖에 없다. 때문에 실제로 원시인 다이어트가 비만은 물론 당뇨병이나 지방간, 다낭성 난소증후군 등에 효과가 있다는 연구 결과도 나와 있다.

탄수화물을 아예 안 먹는 황제다이어트와는 다르다

원시인 다이어트는 탄수화물 섭취를 아예 제한하는 것이 아니라 지금보다 줄인다는 점에서 황제다이어트와는 다르다.

구석기 시대에는 탄수화물의 주요 공급원은 과일이었다. 여기에 견과류, 씨앗류, 풀 등 탄수화물이 들어 있는 식품을 제한 없이 먹었다. 곡류나 감자류 같은 농경시대의 탄수화물 식품에 비하면 함량이 적으면서 식이섬유가 풍부한 탄수화물을 주로 섭취했다.

또한 황제다이어트에서는 단백질이나 지방 섭취에 제한을 두지 않아 삼겹살이나 갈비도 마음껏 먹으라고 말한다. 하지만 원시인 다이어트를 할 때는 기름기가 적은 등심, 안심 살코기나 기름기를 뺀 보쌈 고기 등으로 먹는 것이 좋다. 구석기인들이 야생에서 사냥해 얻은 육류는 지금과 달리 포화지방이 적고 오메가-3 지방산이 풍부했다.

이런 이유에서 원시인 다이어트에서는 몸에 좋은 오메가-3 지방 섭취를 강조한다. 견과류나 아마씨, 등 푸른 생선, 해산물, 들기름, 카놀라유 등 오메가-3 지방산이 많은 식품을 의식적으로 많이 섭취해야 한다.

원시인 다이어트의 금기식품 & 허용식품

원시인 다이어트에서 가장 먼저 피해야 하는 것은 정제·가공식품이다. 설탕이나 액상과당이 들어 있는 것과 흰 밀가루 같은 정제 탄수화물로 만든 음식을 멀리 한다. 트랜스지방이 많은 음식도 삼간다.

약간 논란거리가 되는 것은 우유와 유제품이다. 구석기 시대에는 가축을 키우지 않았기 때문에 이들 식품을 먹지 않았다. 우리나라 사람들도 우유에 들어 있는 유당을 분해하는 효소가 선천적으로 결핍돼 우유만 먹으면 설사와 복통을 일으키는 경우가 있다. 이런 경우에는 유제품을 먹지 않는 것이 좋다. 하지만 우유를 마셔도 별다른 탈이 없는 사람은 무지방 우유나 저지방 우유로 하루 1~2잔 마셔도 좋다.

다음은 곡류와 콩류 식품이다. 구석기 시대에는 농사를 짓지 않았기 때문에 곡류와 콩류를 많이 먹지 않았다. 특히 콩류는 위장관 장애를 일으키기 쉽고 날로 먹을 경우 렉틴이나 단백분해 효소 억제제 성분이 들어 있어 몸에 맞지 않는 사람에게는 좋지 않을 수 있다. 하지만 식물성 단백질이 풍부하고 식이섬유가 많은 웰빙 식품이므로 날로 먹기보다는 조리해서 먹는 것이 좋다. 다만 콩을 먹었을 때 배에 가스가 차고 더부룩하면서 소화가 잘 되지 않는다면 콩류 식품을 피하는 것이 낫다.

곡류는 전통적인 원시인 다이어트에서는 피해야 하는 식품이지만 정제·가공하지 않은 통곡류, 현미, 잡곡이라면 한 끼에 반 공기 이내로 먹어도 좋다.

그렇다면 원시인 다이어트 기간에 신경 써서 섭취해야 하는 식품은 어떤 것들일까?

우선 단백질이 풍부한 식품 위주로 먹는다. 쇠고기·돼지고기 살코기나 닭 가슴살 같이 건강에 나쁜 포화지방이 적은 육류를 선택하는 것이 요령이다. 달걀도 괜찮고 생선, 해산물도 단백질과 오메가-3 지방산이 풍부하므로 좋은 식품이다.

채소와 과일은 가능하면 유기농 제품으로 준비해 마음껏 먹는다. 하지만 과일의 경우 탄수화물이 많기 때문에 지나치게 먹다가는 체중감량 효과가 떨어진다. 구석기 시대에 먹지 않았던 곡류를 섭취하는 대신 과일은 하루 2개 이내로 줄이는 것이 좋다.

오메가-3 지방산 등 몸에 좋은 지방이 풍부하게 들어 있는 견과류와 아마씨, 올리브유, 카놀라유, 들기름, 아마씨유 등도 잘 섭취한다. 여러 가지 버섯이나 허브, 향신료도 괜찮다.

박용우 박사의
내 몸에 맞는 원시인 다이어트

곡류 섭취마저 제한하는 전통적인 원시인 다이어트 방법은 곡류를 많이 먹는 우리나라 사람들에게 그대로 적용하기 힘들다. 우리나라 사람들의 체질과 식습관에 적합한 원시인 다이어트 방법을 제안한다.

단순당과 정제 탄수화물 섭취량부터 줄인다

현대인들은 구석기 시대 원시인들에 비해 탄수화물 섭취량이 훨씬 늘었다. 특히 단순당과 정제 탄수화물 섭취량이 늘었기 때문에 이것부터 줄여야 한다. 원시인들은 곡류나 콩류, 감자류도 먹지 않았지만 오랫동안 농경사회를 겪은 우리나라 사람들은 곡류가 빠진 식사에 적응하기가 어렵다.

따라서 흰 쌀밥 대신 잡곡밥, 현미밥을 매 끼니에 반 공기 정도 섭취하는 것으로 양을 줄인다. 대신 구석기인들의 주요 탄수화물 공급원이었던 과일은 하루 2개 이내로 줄인다.

단백질 섭취량은 늘린다

구석기인들에 비해 현대인들은 단백질 섭취량이 부족하다.원시인들의 주된 단백질 공급원은 사냥으로 얻은 육류 살코기로, 당시 야생동물의 고기는 기름기가 적고 단백질이 풍부했다. 지방도 포화지방보다는 불포화지방 특히 오메가-3 지방산이 상대적으로 풍부하게 들어 있었다.

하지만 지금의 육류는 오메가-3 지방산이 적고 포화지방이 많아졌다. 삼겹살, 갈비 대신 살코기나 보쌈 고기 등 기름기를 뺀 육류를 먹어야 한다.

오메가-3 지방산을 의식적으로 많이 섭취한다

오메가-3 지방산이 풍부한 식품을 의식적으로 찾아 먹어야 한다. 등 푸른 생선이나 해산물, 견과류, 아마씨, 아마씨유, 들기름 등을 많이 섭취하는 것이 좋다.

'가짜 배고픔'에 속지 않는다

만성 스트레스에 시달리는 현대인들에게는 가짜 배고픔이 잘 나타나기 때문에 무조건 많이 먹으면 안 된다. 이럴 때는 물을 많이 마시고 채소나 버섯, 해조류처럼 칼로리가 낮으면서 포만감을 주는 식품을 충분히 섭취한다.

부족한 영양 섭취에 신경 쓴다

현대인들은 안티영양소, 즉 중금속이나 잔류 농약, 환경호르몬, 각종 유해 화학물질 등에 노출돼 있다. 때문에 비타민과 미네랄 같은 영양소가 구석기인들보다 많이 필요하다.

그럼에도 불구하고 지금 우리가 먹고 있는 음식은 신선한 자연 상태 그대로 먹었던 구석기 시대의 음식과 달리 영양소의 함량이 떨어진다. 제대로 식사를 해도 부족하기 쉬운 비타민과 미네랄 등의 영양소는 영양제 형태로 보충하는 것이 좋다.

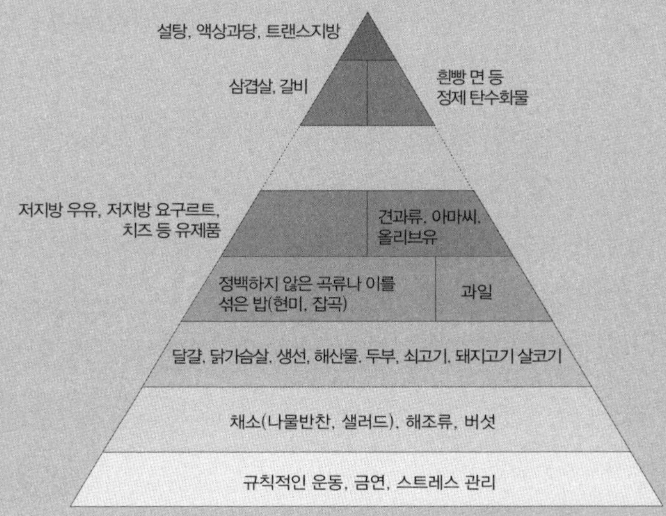

구석기 시대엔 '유산소 운동'이 없었다

유산소 운동은 안전한 운동이다?

살을 빼려면 칼로리를 제한해서 적게 먹고 유산소 운동을 해야 한다? 많은 사람들이 마치 '다이어트의 진리'처럼 알고 있는 상식이지만 이렇게 하면 100% 요요현상이 생긴다. 근육 손실을 피할 수 없기 때문이다.

1970년대 미국의 쿠퍼 박사가 '유산소 운동'을 처음 제안한 이후 유산소 운동은 심혈관 질환을 예방하고 지방을 줄이는 최고의 운동으로 자리 잡았다. 지금도 아침마다 조깅을 하는 사람들을 어렵지 않게 찾아볼 수 있고, 헬스클럽에 가면 다른 운동기구보다도 트레드밀러닝머신을 차지하려는 경쟁이 뜨겁다.

그렇다면 유산소 운동이 등장한 지난 30년 동안 심혈관 질환과 비만 인구가 줄었을까? 결과는 정반대다. 때문에 최근 유산소 운동에 대한 회의론을 제기하는 학자들이 늘고 있다.

1985년 미국 올림픽조직위원회 위원장을 역임했던 존 켈리 2세는 아침에 조깅을 하다가 급사했다. 모나코 왕비였던 여배우 그레이스 켈리의 오빠이기도 한 그는 조정, 장거리 달리기 선수였다.

1977년에 출간된 베스트셀러 <달리기에 대한 완벽한 책>의 저자 짐 픽스

Jim Fixx 는 35세에 담배를 끊고 조깅을 시작해 체중을 25kg이나 줄였다. 하지만 그의 나이 52세 되던 해, 조깅을 하던 중에 갑자기 쓰러지면서 사망했다. 사인은 동맥경화로 인한 심장마비였다. 이른바 '짐픽스 현상Jim Fixx phenomenon'이라 불렸던 이 사건은 유산소 운동의 안전성에 의문을 제기하는 본격적인 계기가 되었다.

유산소 운동을 하면 근육이 손실된다

이제까지 살을 빼고 체지방량을 줄이려면 유산소 운동을 해야 한다는 말은 아무도 거역할 수 없는 진리였다. 유산소 운동을 하면 지방이 더 많이 연소되기 때문에 체중감량에 가장 적합한 운동이라는 것이다.

유산소 운동은 강도를 높이지 않으면서 오래 할 수 있는 운동 즉 걷기, 조깅, 에어로빅, 댄스 등이 여기에 해당된다. 유산소 운동을 지속적으로 하면 초기에는 근육 안에 있는 탄수화물이 연료로 사용되다가 점차 지방이 더 많이 연료로 이용된다.

문제는 뇌나 적혈구처럼 포도당만을 연료로 사용하겠다고 고집하는 조직이 있다는 점이다. 우리 몸은 뇌나 적혈구에 포도당을 계속 공급하기 위해 근육에서 단백질을 끄집어낸다. 이 단백질은 간에서 포도당으로 재합성돼 필요한 곳으로 공급된다.

따라서 운동 강도가 높을수록, 운동시간이 길수록 근육 속의 단백질이 손실될 가능성이 높아진다. 특히 다이어트를 한다고 저칼로리의 식사를 하는 경우 근육 속의 단백질 손실을 피할 수 없다. 1,200kcal의 식단을 짜서 식사량을 줄이는 동시에 유산소 운동을 열심히 한다면 지방과 함께 근육 속의 단백질이 줄어든다.

올바른 다이어트를 하려면 무조건 칼로리를 낮추기보다는 근육 손실을 최소화하기 위해 단백질을 의식적으로 더 챙겨 먹어야 한다. 근육이 손실되면 기초대사량이 줄어들고, 이런 상황에서 조금만 식사량을 늘리면 요요현상이 바로 나타난다.

보디빌더나 근육운동으로 군살 없는 몸매를 만든 '몸짱'들은 유산소 운동을 잘 하지 않는다. 어렵게 만든 근육을 행여 조금이라도 잃을까 걱정되기 때문이다. 실제로 2006년에 발표된 연구 논문에 의하면 취미로 마라톤을 즐기는 사람들을 대상으로 장딴지 근육을 검사했더니 근육섬유의 크기가 줄어든 것이 확인됐다.

저근육형 체형은 유산소 운동을 하면 근육 손실

무리한 다이어트를 시도하다 반복되는 요요현상으로 결국 나를 찾아오는 사람들의 공통점이 있다. 지방량에 비해 상대적으로 근육량이 지나치게 적다는 것이다.

무조건 식사량을 줄이는 다이어트를 반복하면 근육 속의 단백질이 빠져나가 근육량이 크게 줄어든다. 이른바 '저근육형 체형'이 된다. 이 경우 살을 빼기 위해 식사량을 줄이면서 유산소 운동을 병행하면 근육 손실이 더 심해진다.

유산소 운동이 나쁘다는 것이 아니다. 내 몸의 상태를 고려하지 않고 '체중 감량에는 무조건 유산소 운동이 좋다더라' 하는 말만 믿고 무턱대고 시작하지 말라는 것이다.

구석기인들의 신체활동에서 배워라

구석기 시대 원시인들은 우리 현대인들보다 비교할 수도 없을 만큼 훨씬 많이 걸어 다녔다. 그렇다고 걷기만 한 것은 아니고 가끔은 동물을 쫓거나 피하기 위해 그야말로 '있는 힘을 다해' 달리기도 했다. 이 경우 짧은 시간에 많은 에너지가 소모된다.

구석기 시대에는 지금처럼 유산소 운동이라는 것이 없었다. 하지만 이런 운동을 하지 않아도 구석기인들의 체지방은 늘 낮은 수준을 유지했다. 물론 농경시대에 접어들면서 전력으로 뛰어야 하는 일은 없어졌지만 농사를 짓던 우리 선조들은 먼 길을 걸어 다니면서 농사라는 고된 육체노동을 했다.

유산소 운동만이 체지방을 없애는 최고의 운동이라는 것은 잘못된 생각이다. 유산소 운동을 강조하는 사람들은 적어도 15~20분이 지나야 본격적으로 지방을 연소하기 시작하기 때문에 적어도 30분 이상은 유산소 운동을 해야 효과를 볼 수 있다고 말한다. 전체 운동시간이 40~60분은 돼야 지방 연소 효과를 확실히 볼 수 있는 것이다.

하지만 최근 연구 결과들을 보면 유산소 운동을 하루 30분을 하든, 10분씩 세 번에 나누어서 하든 모두 체지방 감소에 차이가 없는 것으로 밝혀졌다.

또 바쁜 현대인들은 헬스클럽에 가서 1시간씩 운동을 한다는 것이 말처럼 쉽지가 않다. 우선 귀찮다. 매일이다시피 꾸준히 해야 하는데 시합이나 돈내기(?)도 아니고 자기와의 고독한 싸움이라는 것이 쉽지 않은 일이다. 나도 처음 근육운동을 시작했을 때 몸짱이 되어 보겠다는 확고한 결심 없이는 어렵다는 사실을 깨달았다. 나처럼 평소 운동에 소질도 없고 재미를 붙이지 못한 사람이 헬스클럽을 찾는다는 것은 웬만한 자극 없이는 힘들다.

두 번째는 시간이 없다. 몸짱이 되어 매스컴의 조명을 받는 연예인들은 매일 2시간 이상 헬스클럽에서 땀을 흘린 사람들이다. 직장에 매여 있는 일반인들로서는 하루 1시간을 투자하기도 쉽지 않다.

때문에 다이어트를 하려면 제대로 먹는 것과 함께, 보다 짧은 시간에 지방을 더 많이 태우고 몸도 더 건강해질 수 있는 운동을 찾는 것이 중요하다. 도대체 어떤 운동을 해야 할까. 그 해답이 원시인들의 신체활동 속에 있다.

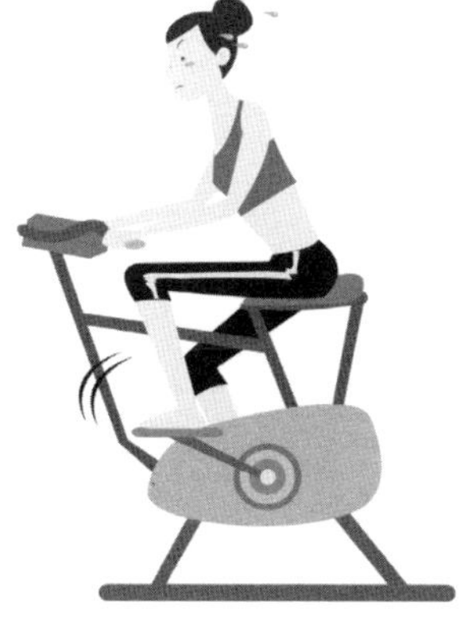

Part 3

원시인 다이어트의 5가지 해법

곡류 섭취까지 제한하는 전통적인 원시인 다이어트 방법은
곡류가 주식인 우리나라 사람들에게 그대로 적용하기가 어렵다.
우리에게 보다 적합한 방법이 필요하다.

몸이 '긴장'하지 않고 신진대사가 원활해진다

단백질은 매일 일정량을 섭취해야 하는 영양소

단백질은 매일 일정량을 섭취해야 하는 필수영양소다. '필수'란 말이 붙은 것은 몸속에서 만들어지지 않으므로 반드시 음식을 통해 공급해 줘야 한다는 뜻이다.

예를 들어 필수아미노산을 섭취하지 않으면 우리 몸이 필요로 하는 단백질을 만들어 내지 못한다. 지방도 오메가-3 지방산과 오메가-6 지방산처럼 음식을 통해 먹어야 하는 필수지방산이 있기는 하지만 단백질만큼 상황이 절박하지는 않다. 탄수화물 역시 며칠 섭취하지 않아도 몸에 아주 큰 무리가 오지는 않는다.

하지만 단백질은 한쪽에서는 계속 만들어지고 다른 한쪽에서는 분해되어 재활용되거나 몸 밖으로 빠져 나간다. 우리 몸은 단백질을 이용해 여러 조직을 재생시키고 수리한다. 단백질은 각종 효소나 호르몬 등 체내 화학물질의 원료로도 이용된다. 이렇게 중요한 역할을 하면서도 지방이나 탄수화물처럼 몸속에 따로 저장해 놓지 않기 때문에 매일 일정량을 섭취해야 하는 영양소가 단백질이다.

연료사용 모드를 바꾸는 스위치, 단백질

단백질은 몸속에서 지방이 본격적인 에너지원으로 소모되는 데 일종의 '스위치' 역할을 한다. 우리 몸은 단순한 화학공장이 아니라 살아 있는 유기체라고 했다. 몸은 본능적으로 생존을 위해 환경에 적응한다. 보통은 여분의 에너지를 지방의 형태로 비축한다. 언젠가 닥칠지도 모르는 기아 상태에 대비하기 위해서다.

하지만 단백질이 부족하지 않을 정도로 잘 공급되면 어떻게 달라질까. 근육 속의 단백질이 손실되지 않기 때문에 몸이 '긴장'하지 않는다. 심지어 총 섭취 칼로리가 적어도 기아 상태로 인식하지 않는다. 비축해 두었던 지방을 끄집어내서 에너지원으로 쓰려고 해도 전혀 '긴장'하지 않고 마음대로 꺼내 쓰도록 내버려 둔다.

물론 한없이 꺼내 쓰도록 하지는 않는다. 지방이 줄어드는 상황이 계속되면 몸이 다시 긴장한다. 다만 단백질이 충분히 공급되면 위기상황으로 인식해서 '긴장'하는 시기를 늦출 수 있고, 때문에 다이어트 초기에 빠르게 살을 빼는 데 유리하다.

인슐린 저항성과 렙틴 저항성이 개선된다

대학병원 비만클리닉에 있을 때 '생로병사의 비밀'이라는 TV프로그램 제작팀에서 연락이 왔다. 내가 주장하는 단백강화식 다이어트의 효과를 객관적으로 증명해 보고 싶다고 했다. 방송촬영을 위해 허리둘레 38인치 이상의 복부비만 남성 20명을 모집해서 이들을 두 그룹으로 나누고 하루 섭취 칼로리는 1,400kcal로 동일하게 맞추는 대신 거대영양소의 조성 비율을 다르게 했다. 일반 저열량식 그룹은 거대영양소의 조성 비율을 탄수화물:단백질:지방=65:15:20으로 맞추고. 단백강화식은 탄수화물:단백질:지방=45:30:25로 맞췄다.

이들에게 1주일 동안 매일 섭취한 3끼 식사를 사진을 찍어서 식사일기와 함께 인터넷에 올리게 하고, 나와 영양사가 매일 이것을 점검하면서 지침을 수정해 나갔다.

그런 다음 이들 그룹의 식이요법이 어떤 효과가 있었는지 확인하기 위해 다이어트 전후에 혈액검사를 해서 인슐린 수치를 비교했다. 일반 저열량식 그룹

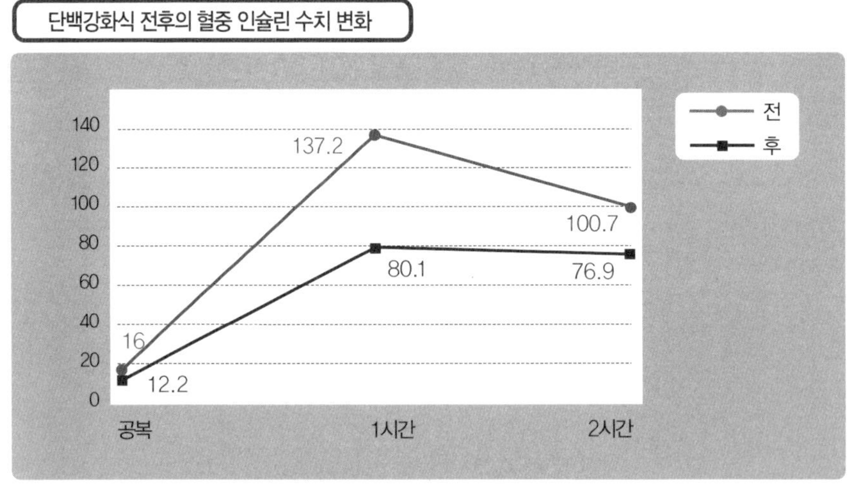

은 다이어트 전후에 인슐린 저항성이 개선된 소견을 보이지 않은 반면 단백강화식 그룹은 식이요법을 1주일만 시행했음에도 불구하고 인슐린 수치가 감소해 인슐린 저항성이 개선됐다.

같은 칼로리를 먹어도 단백질 섭취량을 늘리면 체중감량에 도움이 된다는 사실은 이제 많은 전문가들이 인정하고 있다. 이미 미국에서는 2003~2005년에 걸쳐 심장병 예방을 위한 최적의 거대영양소 조성비율을 찾는 연구를 시행했다. 즉 탄수화물:단백질:지방의 조성비율을 탄수화물 강화식(58:15:27), 단백질 강화식(48:25:27), 불포화지방산 강화식(48:15:37)으로 나누고 동일한 칼로리로 6주간 식이요법을 시행했다.

그 결과 단백질 강화식에 비해 다른 두 식단에서 식사 전 배고픔 정도가 14% 높았다. 탄수화물 강화식에 비해 단백질 강화식에서 혈액 내 렙틴 수치가 8%나 떨어졌다. 즉 렙틴 저항성이 개선된 것이다.

이에 연구팀들은 체중을 줄이고 감량체중을 안정적으로 유지하려면 육류 살코기와 채소가 풍부한 식사를 하는 것이 좋다고 권고했다. 단백질을 충분히 섭취하면 인슐린 저항성과 렙틴 저항성이 개선돼 세트포인트를 낮추는 데 유리하게 작용한다.

다이어트 중에는 건강체중당 1.2~1.5g의 단백질이 필요하다

영양학자들이 권하는 단백질 섭취량은 체중 1kg당 0.8g이다. 하지만 나는 이보다 많게 건강체중 1kg당 1.0 ~1.2g을 권한다. 물론 체중감량을 시도할 때에는 건강체중당 1.2~1.5g으로 더 먹는 것이 바람직하다. 예를 들어 자신의 건강체중이 60kg이라면 단백질을 하루에 60~72g은 먹어야 한다. 체중감량을 시도한다면 72~90g으로 양을 늘려야 한다.

근육의 양과 힘은 나이가 들수록 퇴화된다. 30세를 전후해 근세포의 노화가 시작되는 것으로 밝혀져 있다. 노화가 시작되면 수분이 빠져나가고 단백질이 줄어들며 그 자리를 지방이 대신 채운다. 이것을 막으려면 젊었을 때부터 미리미리 단백질을 충분히 섭취하면서 운동으로 근육에 자극을 주어야 한다.

단백가 100의 완전식품, 달걀을 활용하라

단백질 식품을 고를 때는 양질의 식품을 먹는 것이 좋다. 필수 아미노산이 얼마나 들어 있는지 따라 단백질의 질을 평가하는데, 가장 높은 점수를 받는 식품은 달걀로 단백가가 100이다. 닭고기는 단백가가 79이고, 생선은 70, 쇠고기 살코기는 69, 우유는 60, 견과류는 48, 대두는 47, 콩류 34이다.

달걀에는 우리 몸이 필요로 하는 필수 아미노산이 모두, 그것도 어떤 식품보다 충분히 들어 있다. 또 13가지의 필수 비타민과 미네랄이 들어 있으며 특히 셀레늄, 비타민 B_{12}, 리보플라빈 등이 풍부하다. 콜린이나 루테인도 풍부하게 들어 있다. 이 중 콜린 성분은 혈액 안의 호모시스테인이라는 아미노산 수치를 낮춰준다. 호모시스테인 수치가 높으면 염증이 잘 생기고 동맥경화나 심장병, 치매 등으로 발전할 수 있다. 루테인 역시 동맥경화를 예방한다.

그럼에도 불구하고 콜레스테롤 때문에 달걀을 안 먹는다는 이들이 의외로 많다. 하지만 콜레스테롤을 걱정해서 달걀을 하루 2개 이상 먹지 말라는 것은 잘못된 상식이다.

실제로 이것을 증명하는 연구 논문들도 계속 발표되고 있다. 캐나다 앨버타대학 연구팀은 달걀이 위의 효소와 만났을 때 혈압강하제와 같은 효과를 발휘한다는 연구 결과를 내놓기도 했다. 달걀의 혈압 강하 효과는 특히 달걀프라이로 먹을 때 가장 큰 것으로 나타났다.

비만 남성이 탄수화물을 줄이면서 달걀을 먹으면 먹지 않은 경우보다 좋은 콜레스테롤이 현저하게 증가했다. 비만한 성인이 베이글 대신 칼로리가 같은 달걀 2개로 아침식사를 했더니, 체중감량 효과가 크고 베이글을 먹은 사람들보다 하루 종일 에너지가 더 넘쳤다는 보고도 있다.

달걀은 가장 저렴하면서 영양가 높은 고단백 음식이다. 달걀을 잘 활용하면 살이 빨리 빠진다. 매일 삶은 달걀 2개를 먹거나 달걀프라이나 달걀말이, 달걀찜 등 다른 요리로 먹어도 좋다.

육류는 살코기 위주로 먹는다

육류는 구석기 시대 원시인들의 주요 단백질 공급원이었다. 문제는 우리 조상들이 먹던 육류와 지금 우리가 먹는 육류가 달라도 한참 다르다는 것이다.

축산업계에는 옥수수나 곡류를 사료로 쓴다. 가격이 저렴하면서 지방이 빠르게, 많이 붙기 때문이다. 당지수GI가 높은 옥수수나 곡류가 인슐린 분비를 강하게 자극하면 지방이 많이 쌓인다. 꽃등심 사이사이에 끼어 있는 마블링이 바로 당지수가 높은 사료를 먹여 만든 산물이다.

뿐만이 아니다. 항생제나 성장촉진제를 듬뿍 먹여 키운 육류가 우리 식탁으로 올라온다. 현실적으로 걸릴 확률이 적은 광우병보다는 육류 속의 잔류농약이나 항생제, 중금속, 다이옥신 같은 환경호르몬 등의 유해 화학물질에 더욱 주의하는 것이 바람직하다. 이런 물질은 대체로 지용성, 즉 지방조직에 잘 녹는 편이다.

그래서 육류를 섭취할 때는 눈에 보이는 지방을 꼭 제거하고 먹어야 한다. 보통 동물성 지방인 포화지방 섭취를 줄이자는 의미에서 이렇게 말하지만 내 경우에는 여러 가지 유해 화학물질을 조금이라도 피해보자는 의미가 훨씬 강하다. 물론 지금이 구석기 시대, 아니 소에게 오염되지 않은 풀을 뜯어먹게 해서 기르던 우리 조상들이 살던 시대라면 이런 걱정 없이 육식을 즐겨도 아무 문제가 없다.

<동물과학 저널>에 발표된 논문에 의하면 방목해서 풀을 뜯어먹게 한 소의 고기는 축사에 가두고 옥수수나 곡류를 먹인 소의 고기에 비해 공유리놀레산CLA은 3~5배, 비타민 E는 4배나 많았다. 또 미국 그랜트대학에서 발표한 자료에 의하면 풀을 뜯어먹고 자란 소의 고기는 오메가-6 지방산:오메가-3 지방산 비가 0.16:1인 데 비해 곡류로 키운 소고기는 무려 20:1이었다고 한다.

이런 이유에서 쇠고기를 먹더라도 가둬놓고 사료를 먹여 기른 소에서 나온 고기인지, 목장에 방목해서 신선한 풀을 뜯어먹고 자란 소에서 나온 고기인지 알고 먹는 것이 좋다. 보통 호주나 뉴질랜드에서 들어오는 쇠고기는 방목해서 키운 경우가 많지만, 미국에서 들어오는 쇠고기는 옥수수 등의 사료를 먹여 지

방이 근육 사이에 잘 마블링된 것이 많다.

육류를 아예 먹지 말아야 할까. 그렇지는 않다. 육류는 단백가가 높은 훌륭한 단백질 급원이다. 뿐만 아니라 비타민 B군과 코엔자임 Q10이 아주 풍부하게 들어 있다.

그렇다면 어떤 육류를 먹어야 할까. 옛 조상들은 고기에 잔류농약이나 항생제, 성장촉진제가 들어 있는지 걱정할 필요가 없었지만 우리는 상황이 다르다. 방목해서 풀을 뜯어먹게 한 육류를 구입하는 것이 가장 좋은 선택이지만 그것이 쉽지 않다면 현실적으로는 눈에 보이는 지방을 제거하고 살코기만 먹는 것이 차선책이다.

다이어트 중에는 단백보충제도 도움

다이어트 중이거나 규칙적으로 운동을 하는 사람이라면 식사를 통해 섭취하는 단백질만으로는 부족하다. 유청 단백으로 만든 단백보충용 분말제제 등으로 단백질을 더 공급하는 것이 좋다.

'단백보충제' 하면 우람한 근육을 만들고 싶은 사람들만 먹는 것으로 생각하는 경향이 있다. 하지만 체중을 감량하기 위해서는 단백질의 역할이 중요하므로 다이어트 초기에는 단백보충제를 활용하는 것이 유리하다.

그렇다면 어떤 단백보충제를 골라야 할까. 우선 대부분의 단백보충제는 맛을 내기 위해 탄수화물이 제법 들어 있으므로 탄수화물이 상대적으로 적은 제품을 고른다. 탄수화물 함량은 단백질 함량의 10% 정도가 적당하다.

하루에 4끼 식사를 할 생각이라면 한두 끼니 정도는 단백보충제로 섭취한다. 무지방 우유에 단백보충용 분말제제 2스푼을 넣어 먹는다면 단백질로는 26g을 먹는 셈이다. 이것은 삶은 달걀흰자 4개에 해당하는 양이다.

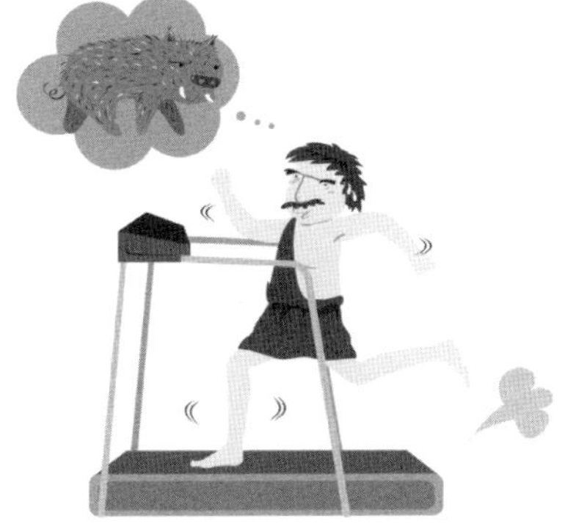

단백질에 대한 오해

많이 먹으면 포만감을 느끼는 것은 똑같지 않을까?

최근 연구 결과들을 보면 똑같은 칼로리의 음식을 섭취하더라도 단백질 함량이 많을수록 포만감이 일찍 찾아오고, 다음 끼니에서 배고픈 느낌이 늦게 오는 것으로 밝혀져 있다.

연구 대상자들에게 똑같은 칼로리의 음식을 탄수화물이 60% 들어 있는 것, 단백질이 60% 들어 있는 것, 지방이 60% 들어 있는 것을 각각 섭취하게 한 결과 고단백질 섭취군의 음식 섭취량이 가장 적었다.

단백질이든 탄수화물이든 몸속에 들어오면 칼로리를 낼 뿐 큰 차이가 있을까?

음식에 들어 있는 영양소들은 화학적인 결합이 끊어지면서 분해가 되어야 몸속에서 에너지로 이용된다. 음식을 먹으면 위와 소장에서 영양소를 분해하고 소화·흡수하는 과정이 이루어지는데, 이때도 일정량의 칼로리가 소모된다. 이것을 '음식 섭취에 따른 열 발생'이라고 한다. 보통 기초대사량의 약 10% 정도가 여기에 쓰인다.

단백질은 탄수화물에 비해 이 과정에서 2배 이상 많은 에너지를 소모한다. 가장 효율적인 지방은 소화·흡수·저장 과정에서 자기 칼로리의 2~3%만 소모하는 반면 탄수화물은 8~10%, 단백질은 무려 20~25%를 써버린다. 따라서 단백질을 많이 먹을수록 우리 몸은 더 많은 칼로리를 소모한다.

단백질은 맛이 없다?

'단백질' 하면 팍팍한 닭가슴살이 먼저 떠오르는 사람들에겐 이런 오해가 있을 수 있다. 하지만 가재나 게 요리, 훈제연어, 달걀말이, 땅콩버터 등도 모두 단백질 음식이다. 잘 익은 닭가슴살과 색색의 채소로 만든 샐러드, 해삼, 연포탕, 보쌈 살코기, 두부김치 등은 내가 즐겨 먹는 단백질 음식이다.

다이어트 식단으로 균형 있는 식사를 하면 되는데 굳이 단백질 섭취를 늘려야 할까?

살을 빼겠다는 일념으로 식사량을 평소보다 줄이면서 유산소 운동만 하게 되면 지방이 빠지기는 해도 근육 손실을 피할 수 없다. 문제는 근육이 빠지면 기초대사량이 더욱 감소한다는 사실이다. 때문에 다이어트를 할 때는 오히려 근육을 더 키우거나 적어도 근육 손실만은 막아야 한다.

근육을 키우기 위해 근력운동을 하게 되면 근육에서 미세한 손상이 일어나고, 이 손상을 해결하기 위해 단백질이 동원된다. 하지만 식사량을 줄여 필수적으로 먼저 쓰여야 하는 곳에만 가까스로 단백질이 공급되고 새로운 근섬유를 만드는 데 필요한 단백질이 턱없이 부족하면 근육이 만들어지지 못한다. 다이어트를 위해 식사량을 줄인다면 단백질을 잘 챙겨 먹어야 한다.

근력운동을 하면 24~48시간 사이에 새 근섬유가 만들어진다. 따라서 근력운동을 주 3회만 해도 단백질을 잘 섭취하면 매일 근육을 만들면서 지방을 태울 수 있다.

해법 2 : 나쁜 탄수화물을 멀리하라

'천연 체중조절 시스템'이 정상으로 회복된다

단순당과 정제 탄수화물부터 줄인다

원시인 다이어트에서는 탄수화물의 총섭취량을 줄여야 한다. 탄수화물, 특히 정제 탄수화물을 처리하느라 지쳐 있는 인슐린을 쉬게 만들어야 '천연 체중조절 시스템'이 정상으로 회복된다.

탄수화물은 지갑 속의 현금, 지방은 은행예금으로 비유할 수 있다. 은행예금이 넘치면 꺼내 써야 하는데, 지갑에 현금이 계속 들어오니 예금을 꺼내 쓸 일이 없는 것이다. 심지어 남는 현금은 다시 은행예금으로 들어간다. 은행예금을 꺼내 쓰려면 지갑에 현금이 부족해야 한다. 현금이 부족해야 나머지는 은행예금을 꺼내 충당하게 된다.

그렇다면 어떤 탄수화물부터 줄여야 할까? 당연히 내 몸의 건강을 해치고 지방 축적을 돕는 '나쁜 탄수화물'부터 줄여야 한다.

나쁜 탄수화물은 혈당을 급격히 높여 인슐린 호르몬을 혹사시키는 단순당과 정제 탄수화물을 말한다. 흔히 말하는 당지수가 높은 음식들이 여기에 해당된다. 이런 음식이 들어오면 우리 몸은 더 이상 지방을 연료로 쓰지 않고 당분을 연료로 이용하기 시작한다. 반면 당지수가 낮은 탄수화물은 천천히 흡수돼 서서히 혈당을 올리기 때문에 인슐린이 적당량만 분비된다.

인슐린이 분비돼 활동하는 시간이 하루 동안 얼마나 될지 한번 상상해 보라. 많은 직장인들이 출근 준비를 하느라 아침식사를 대충 때운다. 아침식사로 시리얼이나 잼을 바른 빵을 먹고 자동차로 회사에 출근했다고 치자. 인스턴트커피에 입맛이 든 사람이라면 출근하자마자 설탕이 들어 있는 자판기 커피나 커피믹스를 타서 기분좋게 한 잔 마신다. 직원 생일이라도 있는 날에는 아침부터 단맛이 강한 케이크를 한두 조각 먹을 때도 있다.

이렇게 먹었지만 오전 내내 책상에 앉아서 일만 하다 보면 신체활동량이 없으니 혈당이 쉽게 떨어지지 않는다. 그러다가 점심시간이 되면 찌개와 함께 밥 1공기를 다 비우고 나서는 다시 설탕 커피를 마신다. 오후 간식 시간에는 책상 위에 놓인 과자와 청량음료까지 생각 없이 먹고야 만다. 퇴근 후 집에 돌아와서는 습관적으로 밥 1공기를 다 비우고 나서는, 늦은 밤에 TV를 보면서 과일을 먹는다.

머릿속으로 자신의 하루 생활을 가만히 떠올려 보자. 평소 얼마나 인슐린을 혹사시키고 있는지 말이다.

렙틴호르몬의 기능을 회복하려면

렙틴호르몬이 제대로 작동되지 않으면서 천연 체중조절 시스템이 흔들리고, 세트포인트가 상향조정되기 때문에 비만이 된다고 했다. 그렇다면 렙틴호르몬이 제대로 작동해야 체중조절 시스템이 정상이 되고 세트포인트도 끌어내릴 수 있을 텐데, 어떻게 해야 할까.

렙틴은 인슐린과 뗄 수 없는 긴밀한 관계다. 인슐린이 지쳐서 인슐린 저항성 상태가 되면 렙틴도 렙틴 저항성 상태로 따라간다. 따라서 렙틴 저항성을 개선하려면 인슐린 저항성을 먼저 개선해야 한다.

이를 위해서는 당지수가 높은 탄수화물 섭취를 피해야 한다. 이미 인슐린 저항성이 생긴 상태라면 당분간 탄수화물 총섭취량을 크게 줄여 인슐린이 제 기능을 할 때까지 시간을 줘야 한다. 설탕과 액상과당이 들어 있는 식품은 최대한 삼가는 것이 좋다. 당지수가 높은 정제 탄수화물 섭취도 제한한다. 렙틴 저항성을 개선해야 하기 때문이다. 지금보다 단백질 섭취를 늘리는 것도 포만감이 빨리 와서 탄수화물 섭취량을 줄이는 데 도움이 된다.

'탄수화물 중독' 상태에서 벗어나려면 쾌감중추를 자극하는 단맛의 유혹에서 벗어나야 한다. 1~2주 정도 탄수화물 섭취를 제한해도 몸에 별다른 스트레스가 없다면 괜찮지만, 1주일을 버티지 못하고 케이크나 초콜릿을 찾는다면 혼자 해결하기 힘든 상태일 수 있으니 전문가의 도움을 받는 것이 낫다.

해법 3 : 운동으로 렙틴 저항성을 개선하라

탄수화물 대신 지방을 소모하는 체질로 바뀐다

유산소 운동만이 해답일까?

그렇다면 상향 조정된 세트포인트를 원래 상태로'리셋'시키기 위해서는 어떤 운동이 효과적일까. 유산소 운동? 아니면 근력운동? 그 해답을 찾아보자.

헬스클럽에 가면 TV 모니터가 달려 있는 트레드밀은 언제나 비어 있는 시간이 없다. 재미없고 힘들기만 한 근력운동보다는 TV까지 보면서 운동을 할 수 있으니 얼마나 좋은가. 게다가 살을 빼려면 유산소 운동을 해야 한다고 전문가들도 얘기하지 않던가.

하지만 TV를 보면서 트레드밀을 하다가는 사람들은 헬스클럽에 와서 운동을 몇 분간 했다는 '심리적 위안'만 얻을 뿐 지방은 잘 빠지지 않는다.

운동시간보다는 운동 강도가 더 중요하다

최근 임상연구들을 보면 운동시간이 긴 것보다는 짧고 강하게 하는 운동이 더 효과적이라는 보고가 많다. 건강한 사람들을 대상으로 중등도 강도의 운동을 4시간 간격으로 10분씩 3회 시행한 그룹은 30분 이상 중등도 강도로 운동을 한 그룹과 심폐지구력 향상 효과에서 별 차이가 없었다.

또 다른 연구에서는 12,800명을 추적해 운동과 관상동맥질환 발병과의 관련성을 살폈다. 그 결과, 운동시간은 관상동맥질환 발병과 관련이 없었고 운동량만 관련성을 보였다. 다시 말해 걷기나 가벼운 운동을 오래 하기보다는 강도 높은 운동을 짧게 하는 것이 관상동맥질환을 예방하는 데 더 효과적이다.

미주리 대학 연구팀에 따르면 30분 이상 쉬지 않고 운동을 하는 것보다 10분씩 여러 번 운동을 할 때 심장병 발병 위험을 더 낮출 수 있다는 연구 결과를 발표했다.

연구팀의 앨테나 박사는 "30분 이상 쉬지 않고 운동을 해야 효과적이라고 믿는 사람들은 심폐지구력이 떨어져 있다고 해서, 또는 시간을 내지 못해서 운동을 포기할 필요는 없다. 10분씩 하루 3번 운동을 해서 30분을 채우는 것이 한번에 30분 운동을 하는 것보다 더 건강에 이롭다"고 말했다.

이 연구팀의 식후 혈액 속의 중성지방 수치를 비교했더니, 10분씩 간헐적으로 운동을 한 그룹이 운동을 전혀 하지 않은 그룹이나 30분 지속적으로 운동을 한 그룹에 비해 감소 효과가 더 컸다.

운동을 하면 성장호르몬을 비롯해 유익한 호르몬 분비가 원활해진다. 하지만 신기하게도 비만한 사람이 운동을 하면 정상 체중인 사람에 비해 성장호르몬 분비량이 적다.

하지만 뚱뚱한 사람이 30분 이상 쉬지 않고 유산소 운동을 하는 것은 쉽지 않을 뿐 아니라 지속적으로 실천하기도 어렵다. 10분씩 세 번으로 나누어서 운동을 하면 성장호르몬 분비량에 어떤 차이가 있을까. 연구 결과는 30분간 지속해서 운동을 하든 10분씩 나눠서 세 번 운동을 하든 성장호르몬 분비를 자극하는 효과에 차이가 없었다.

영국 러프버러 Loughborough 대학 연구팀들은 유산소 운동 그룹저항을 100W로 놓고 20분간 자전거 타기과 고강도 운동 그룹저항을 285W로 놓고 1분간 전력으로 자전거 타기 후 2분 휴식, 이를 7번 반복으로 나누어 운동 후 성장호르몬 분비량을 측정한 결과 고강도 운동 그룹에서 3배 정도 더 높은 것을 확인했다.

운동 강도에 따라 사용하는 연료가 다르다

편안하게 책을 읽고 있을 때는 우리 몸의 조직들이 지방과 포도당을 주 에너지원으로 사용한다. 평소의 식습관과 신체활동량에 따라 지방을 더 많이 쓰기도 하고 포도당을 더 많이 쓰기도 한다.

그렇다면 일상활동이 아니라 운동을 할 때는 어떻게 될까? 본격적으로 근육을 사용하기 시작하면 처음에는 바로 끄집어 내서 연료로 쓸 수 있는 탄수화

신체활동 강도에 따른 에너지원의 사용 비율	탄수화물	지방	설 명
낮은 강도의 운동 (천천히 걷기)	< 30 %	70 %	주로 지방이 연료로 이용된다.
중등도 강도의 운동 (속보·조깅)	40~60 %	40~60 %	운동시간이 길수록 지방이 더 많이 이용된다.
높은 강도의 운동 (빨리 달리기)	95 %	< 5 %	주로 근육 내 탄수화물이 연료로 이용된다.

물을 이용한다. 그러다가 15~20분이 지나면 지방을 이용하는 비율이 점차 높아진다.

특히 중등도 강도의 운동을 할 때 지방 이용률이 높다. 운동 강도가 높아져 격렬한 운동을 하면 근육은 지방보다 탄수화물을 주로 이용한다. 이런 이유에서 체지방을 줄이려면 중등도 강도의 유산소 운동을 해야 한다고 말한다.

속보나 조깅 같은 중등도 강도의 유산소 운동을 매일 30~60분씩 꾸준히 하면 어떻게 될까? 근육은 시간이 지날수록 지방을 에너지원으로 주로 이용한다. 때문에 지방을 에너지원으로 많이 쓰는 중등도 강도의 운동을 규칙적으로 하다 보면 내 몸은 다음에 운동을 할 때 사용될 지방을 미리 모아두는 방향으로 적응해 버린다.

구석기 시대 원시인들의 신체활동을 상상해 보자. 그들의 주된 신체활동은 걷기였다. 사냥과 채집을 위해 먼 길을 걸어 다녔다. 걷다가 열매나 견과류가 있으면 따먹으면서 또 걸었다. 물론 사냥감을 만나면 죽기 살기로 싸우거나 전력을 다해 뛰면서 도망치기도 했다. 지금의 우리들처럼 유산소 운동이 좋다고 해서 30분 이상 힘들이지 않고 가볍게 뛰는 신체활동은 전혀 해본 적이 없다.

유산소 운동이 등장한 것은 1970년대다. 유산소 운동이 심폐지구력을 키우고 지방을 연소시키는 것은 맞지만 유산소 운동만을 고집하면 내 몸이 엉뚱하게 적응해 버린다. 근육 속의 단백질이 조금씩 줄어들고, 고강도 운동에 사용되는 근섬유들이 퇴화되기 시작하며, 연료로 사용되는 지방을 쌓아두려는 경향을 보인다.

운동 말고는 심장 박출량이나 폐활량을 최대로 만들 수 있는 방법이 없다.

사용하지 않는 근육이 위축, 퇴화되는 것처럼 심장이나 폐도 최대로 쓰도록 하는 자극이 없으면 최고로 올릴 수 있는 능력이 떨어진다.

효율만점의 운동, 고강도 인터벌 트레이닝

운동효과를 높이기 위해서는 운동 중보다는 운동을 끝낸 이후가 더 중요하다. 어떤 종류의 운동을 어떻게 하느냐에 따라 운동 후 내 몸이 바뀐 환경의 변화에 적응해가는 과정에서 운동 효과를 극대화시킬 수도, 반대로 효과가 미미할 수도 있다.

짧게 운동을 할 때는 지방보다 탄수화물이 주로 사용된다. 강도 높은 운동을 할 때도 탄수화물이 주로 이용된다. 때문에 운동 후에는 고갈된 근육 내 탄수화물을 보충해줘야 하고, 이때는 근육이 지방을 주요 에너지원으로 사용한다.

캐나다 퀘벡시 라발Laval 대학에서 젊은 성인들을 대상으로 20주 동안 유산소운동을 한 그룹과 15주 동안 고강도 인터벌 트레이닝을 시행한 그룹으로 나눠 운동효과를 비교하는 실험을 했다. 유산소 운동으로는 45분간 쉬지 않고 자전거를 타게 했고, 고강도 인터벌 트레이닝은 15~90초 동안 전력을 다해 자전거 타는 운동을 중간에 휴식시간을 두면서 반복하게 했다.

고강도 인터벌 트레이닝의 경우 운동으로 인한 총에너지 소비량은 유산소운동의 절반도 되지 않았지만 피하지방이 무려 9배나 줄었다. 체지방을 감량하려면 저강도나 중등도 강도의 운동을 하는 것보다는 고강도 운동을 하는 것이 운동시간이 짧더라도 훨씬 효과적이라는 것을 보여주는 연구 결과다.

고강도의 운동하면 심장병 예방

그렇다면 나이 든 사람들은 어떨까. 흔히 권하고 있는 중등도 강도의 신체 활동을 30분씩 거의 매일 실천하면 될까. 평균 나이가 66세인 남성 7,300여 명을 대상으로 장기간 추적조사를 통해 운동과 심장병 발생과의 관계를 분석한 연구 결과에 의하면, 중등도 강도의 운동이나 신체활동을 한 사람들은 가벼운 신체활동을 한 사람들과 심장병 예방 효과가 비슷했다. 하지만 격한 강도의 운동을 한 사람들은 심장병 발병을 25% 낮출 수 있었다.

마라톤을 하는 사람들을 대상으로 최근 10km 경주에서의 속도로 고강도 운동을 한 그룹과 중등도 운동을 한 그룹으로 나누어 비교한 연구 결과에서도 고강도 운동을 한 그룹에서 혈압, 혈중 중성지방, 총콜레스테롤, 신체비만지수, 허리둘레 등이 뚜렷이 낮았다. 고강도의 운동을 할 때 심혈관질환 발생 위험이 더 낮아진다는 사실이 확인된 셈이다.

고강도 운동을 하면 근육세포들이 산소를 더 빠르게 요구한다. 그러기 위해서는 호흡을 더 빨리 해야 한다. 동시에 심장도 펌프질을 빠르게 해서 근육세포에 더 빨리 산소를 공급해야 한다. 100m 달리기를 전력으로 질주하면 심하게 숨을 헐떡이게 된다. 숨을 헐떡인다는 것은 '산소 부채 Oxygen debt'를 졌다는 얘기다. 즉 근육세포들이 폐와 심장에게 산소를 더 빨리 보내달라고 하는 것이다. 이런 상황이 반복되면 심장의 예비용량이 더 커지고, 폐활량도 늘어나게 된다.

다시 구석기 시대로 돌아가 보자. 원시인들은 먹이를 얻기 위해 늘 사냥감을 찾아 다녔고 때로는 자신들이 맹수들의 사냥감으로 노출되기도 했다. 때문에 생존을 위해서는 사냥감을 잡기 위해 전력으로 쫓아가거나 맹수에게 잡히지 않기 위해 전력으로 도망쳐야 했다. 원시인들은 심장과 폐의 예비용량이 클수록 생존에 유리했고, 전력으로 뛰어야 하는 상황이 반복되면서 예비용량을 키웠다.

일상활동인 걷기가 운동이 돼버린 현대인들

구석기 시대에 전력으로 뛰어야 했던 상황은 '스트레스 반응'에 아직도 그대로 남아 있다. 사나운 동물과 맞딱뜨린 스트레스 상황에서 스트레스 반응은 'Flight or Fight', 즉 생존을 위해 필사적으로 도망가거나 아니면 죽기 살기로 그 동물과 싸워야 했다. 그러기 위해서는 팔다리 근육이 최대한의 힘을 발휘해야 한다. 심장은 빠른 속도로 펌프질을 하면서 팔다리 근육에 혈류량을 늘린다. 산소와 연료를 충분히 공급하기 위해서다. 사나운 동물로부터 몸을 피하거나 그 동물을 때려잡은 후에야 스트레스 반응이 종료된다. 아드레날린 분비가 감소하면서 맥박과 호흡이 다시 느려지고 혈압이 정상 수준을 회복한다.

하지만 현대인들은 이렇게 전력으로 뛰어야 하는 상황에서 살고 있지 않다. 그럼에도 불구하고 스트레스를 받으면 아직도 몸이 전력으로 뛰어야 하는 상황으로 인식하고 아드레날린과 코르티솔 분비를 자극한다. 책상에 앉아서 상사에게 꾸지람을 받고 나면 뒷목이 뻣뻣해지면서 허리에 통증이 오는 것은 근육으로 혈액이 몰리기 때문이다.

전력으로 뛰는 것은 그만두고 이제는 심지어 음식을 찾기 위해 오랜 시간

걸어 다녀야 했던 '일상활동'마저 사라져 버렸다. 가만히 앉아서 냉장고 문만 열면 음식을 먹을 수 있는 환경이 되었으니 걸을 필요가 없다.

원시인들에게 걷기는 '운동'이 아니라 '일상활동'이었다. 하지만 이 활동이 없어져 버린 현대인들에게는 걷기가 '운동'으로 둔갑해 버렸다. 현대인들은 심장과 폐의 예비용량을 늘려주는 고강도 운동을 좀처럼 하지 않는다. 때문에 나이를 먹을수록 심장과 폐의 기능이 뚝뚝 떨어질 수밖에 없다.

그렇다면 걷기, 빠르게 걷기, 가볍게 뛰는 조깅이 얼마나 심장과 폐의 예비용량을 늘릴 수 있을까.

일본에서 시행한 연구를 보면 중등도 강도의 유산소 운동사이클 타기를 6주간 시행한 후 무산소성 능력 anaerobic capacity(산소결핍의 최대 축적치로 예비용량을 보는 지표) 과 최대산소 섭취량심폐지구력을 보는 지표을 측정한 결과, 무산소성 능력은 변화가 없고 최대산소 섭취량만 증가했다. 고강도 인터벌 트레이닝의 운동효과도 확인했다. 최대심박수의 약 170% 강도로 20초간 사이클을 돌린 후 10초간 휴식을 취하고 이를 7~8세트 반복하는 방법으로 6주간 고강도 인터벌 트레이닝을 시행했다. 그 결과 최대산소 섭취량은 물론 무산소성 능력도 28%나 증가했다.

고강도 인터벌 트레이닝, 피트

이제 하루에 1시간씩 매일 트레드밀 위에서 걷거나 가볍게 뛰는 운동을 하는 것보다는 짧게라도 고강도 인터벌 트레이닝을 하는 것이 효과적이라는 사실을 알게 되었다. 무엇보다 운동을 하고 있지 않은 나머지 23시간 동안의 칼로리 대사가 달라진다. 고강도 인터벌 트레이닝을 하면 운동 중 근육 내에 글리코겐 형태로 비축해 둔 탄수화물을 적극적으로 사용하기 때문에 운동 후에는 비어 있는 탄수화물 창고에 포도당을 채우기 위해 근육이 주로 지방을 에너지원으로 사용하게 된다.

유산소 운동의 효과를 제대로 보려면 오랜 시간 꾸준히 해야 한다. 그래야 운동을 하는 동안 지방이 더 많이 소모되기 때문이다. 하지만 고강도 인터벌 트레이닝은 운동시간이 짧고, 운동시간에는 지방보다 탄수화물이 더 많이 소모되는 방법이다. 이로 인해 운동을 하지 않는 나머지 시간에 내 몸이 지방을 연료로 더 많이 쓰는 체질로 빠르게 바뀐다.

게다가 유산소 운동처럼 시작하면 일단 30~60분을 지속적으로 해야 하는 것이 아니라 한번에 15~20분만 시간을 된다. 이런 점에서 바쁜 현대인들이 시간과 효율을 다 따져 봐도 경제적이다. 꾸준히 실천하면 심장과 폐의 예비용량이 커지고 심폐지구력도 개선된다.

실제로 1년 전부터 비만클리닉을 찾아온 환자들에게 고강도 인터벌 트레이닝을 처방한 결과, 체중감량 효과가 훨씬 큰 것은 물론 운동 참여율도 높았다. 이 운동에 피트 PHIT(Park's High-intensity Interval Training)라는 이름을 붙였다.

평소의 지방 이용률을 높여라

'신체활동 강도에 따른 에너지원의 사용 비율' 123쪽을 보면 운동을 하지 않는 평상시에 지방 이용률이 더 높다. 30분 간의 유산소 운동을 통해 지방을 연소하는 양보다 평소에 지방을 연소하는 양이 훨씬 많은 것이다. 그렇다면 운동을 하지 않는 평상시에 지방을 보다 많이 이용하게 만드는 것이 훨씬 유리하지 않을까.

이것이 내가 말하는 피트의 장점이다. 즉 평소에 지방을 더 많이 연소시키는 체질로 만들어 주는 운동이란 얘기다. 피트는 유산소 운동만큼 시간을 들이지 않고서도 심폐지구력을 키울 수 있는 운동이다.

시간이 짧더라도 고강도로 뛰는 것은 구석기 원시인들이 사냥감을 쫓거나 피하기 위해 전력질주하는 것과 비슷한 신체활동이다. 즉 내 몸의 유전자에 익숙하고 편한 방법이다. 평소에 많이 걷는 것은 '운동'이 아니라 '생활'로 생각해야 한다. 매일 1시간씩 유산소 운동에 매달리기보다는 평소 많이 걸으면서 간간이 피트를 해주는 것이 효과적이다.

고강도의 운동을 짧게 하면 우리 몸은 지방을 쌓아두는 것이 비효율적이라는 것을 깨닫는다. 지방보다 탄수화물을 주로 이용하기 때문이다. 그것도 운동 강도가 높으면 높을수록 운동 중에 탄수화물 이용률이 더 증가한다.

몸속에서 탄수화물을 저장하는 창고는 간과 근육이다. 한없이 지방을 쌓아둘 수 있는 지방조직과 달리 탄수화물 창고는 크기가 제한돼 있다. 간은 탄수화물만을 연료로 쓰겠다고 고집하는 뇌세포에게 24시간 포도당을 공급하기 위해 탄수화물을 비축한다. 근육도 자기가 사용하기 위해 탄수화물을 비축한다.

따라서 근육이 탄수화물을 주로 사용하는 고강도 운동을 규칙적으로 하면 가능하면 많은 양의 탄수화물을 모아두려는 경향을 보인다. 운동을 끝낸 이후

평상시에는 바닥난 탄수화물 창고를 다시 채우기 위해 지방을 주 에너지원으로 이용하는 것이다.

숨을 헐떡일 정도의 고강도의 운동을 하면 우리 몸은 '산소 부채'를 지게 된다. 숨을 헐떡인다는 것은 부족해진 산소를 더 빨리 몸안에 공급하려는 반응이다. '산소 부채'를 지면 운동 직후부터 18~24시간 동안 신진대사가 빨라진다. '산소 부채'는 고강도 운동을 해야 생긴다. 이것은 운동 중에 다급하게 몸속의 산소를 많이 소비해 버렸으니, 폐에게 운동 이후에도 더 많은 산소를 공급해 달라고 일종의 부탁을 하는 것이다.

바쁜 현대인들에게 시간 대비 효율적인 운동

고강도 인터벌 트레이닝은 시간에 쫓기는 바쁜 현대인들에게 시간 대비 효율 면에서 아주 좋은 운동이라는 사실이 여러 연구 결과들을 통해 속속 확인되고 있다. 최근 연구 결과를 보면 고강도 인터벌 트레이닝을 15분씩 2주 동안 총 6번만 시행해도 심폐지구력과 근육의 지방연소 능력이 두드러지게 향상된 것으로 나타났다.

한 학술지에 보고된 연구 결과를 보자. 연구 대상자들을 두 그룹으로 나누어 한 그룹은 전형적인 유산소 운동을, 또 다른 한 그룹은 고강도 인터벌 트레이닝을 6주간 시행했다.

6주 후 두 그룹 모두 심폐지구력과 근육의 지방연소 능력이 개선되었는데, 그룹간에 차이가 없었다. 오히려 평균 심장박출량 증가는 고강도 인터벌 트레이닝 그룹에서만 나타났다. 시간을 훨씬 적게 투자한 고강도 인터벌 트레이닝이 유산소 운동과 비슷하거나 더 좋은 결과를 얻을 수 있는 운동이라는 사실이 입증된 셈이다.

주 3회 이상 피트로 체지방이 싸악∼

체지방을 줄이기 위해서는 2가지 원칙을 잘 지켜야 한다. 첫 번째는 규칙적이어야 하고, 두 번째는 점차 강도를 높여 나가야 한다.

'규칙적'이라는 표현은 적어도 주 3회 이상 운동을 해야 한다는 의미다. 운동효과는 주 5일 운동을 할 때 가장 크다. 내 몸이 환경이 바뀌었다는 사실을 인식하고 바뀐 환경에 적응하게 만들려면 규칙적으로 몸에 자극을 주어야 한다. 이때 자극은 숨을 헐떡거릴 정도의 운동 강도로 주어야 한다.

'점차 강도를 높여 나가라'는 것은 조금씩 자극을 더 주어야 효과적이라는

고강도 인터벌 트레이닝과 유산소 운동

	고강도 인터벌 트레이닝	유산소 운동
운동 방법	30초 동안 전력으로 사이클을 타고 잠깐 휴식, 이를 4∼6회 반복	40∼60분 동안 쉬지 않고 사이클 타기
소비 에너지	약 54kcal	약 540kcal
운동 빈도	주 3회	주 5회
1주 운동시간	약 10분(휴식시간 포함 약 1시간 30분)	약 4시간 30분
운동 강도	전력으로(약 500W)	최대 산소섭취량의 65%(약 150W)

자료 : Kirsten A 등. Journal of Physiology 2008년 586(1) : 151∼160

의미다. 운동을 계속 하다 보면 근력과 심폐지구력이 개선돼 이전과 같은 강도의 운동을 하면 충분한 자극이 되지 않는다. 시간을 늘리든지 강도를 높여야 한다. 만약 트레드밀에서 뛴다면 속도나 경사도를 높게 설정하고, 사이클을 탄다면 페달 밟는 속도 RPM 나 저항 W 을 높여야 한다.

그동안 전혀 운동을 하지 않은 경우에는 피트를 시작하기 전에 1~2주 동안의 적응기가 필요할 수도 있다. 처음부터 무리하게 욕심을 내기보다는 빠르게 걷기부터 시작해서 점차 심폐지구력을 키워 나간다. 운동을 꾸준히 한 사람이 속도를 시속 10km로 놓고 30분간 지치지 않고 운동을 하는 것보다 처음 운동을 시작하는 사람이 시속 6km로 놓고 힘겹게 걷는 것이 운동 효과만 놓고 보면 더 낫다는 얘기다.

피트와 휴식이 1세트가 된다. 피트의 강도는 개인마다 다를 수밖에 없다.

숨이 차서 못할 때까지 전력으로 뛰거나 사이클을 탄다. 휴식기에는 가쁜 호흡이 편안한 호흡으로 바뀔 때까지 쉬거나 천천히 걷는다. 휴식기 역시 개인차이가 있다. 심폐지구력이 좋은 사람은 휴식기도 짧다. 반면 평소 운동을 거의 하지 않은 사람은 휴식기가 길다. 일반적으로 1~5분 정도를 휴식기로 한다.

처음 시작할 때에는 피트1~2분, 휴식 2분을 1세트로 해서 4~5세트 시도한다. 5세트를 해도 15분이면 끝난다.

피트를 처음 시작할 때

Set	Set 1		Set 2		Set 3		Set 4		Set 5	
	PHIT	R	PHIT	R	PHIT	R	PHIT	R	PHIT	R
시간	1~2분	2분	1~2분	2분	1~2분	2분	1~2분	2분	1~2분	2분

PHIT는 박용우 박사가 개발한 고강도 인터벌 트레이닝을, R은 휴식을 뜻한다.

8주 피트 프로그램 짜기

첫 2주는 피트와 휴식을 똑같은 시간으로 정해 놓고 실시한다. 1주가 끝나고 2주째에는 운동 강도를 1주 때보다 조금 높인다.

3~4주에는 피트 시간을 줄이는 대신 운동 강도를 조금씩 더 높인다. 세트도 한 번 더 늘려 5세트로 한다. 5주 이후부터 운동 강도를 조금씩 높이면서 피트 시간을 줄여 나간다.

7~8주에는 피트가 40초이므로 전력을 다해서 뛰어야 한다. 피트가 끝나면 가쁜 숨을 몰아쉴 정도가 되어야 한다. 물론 정해진 시간보다 숨이 더 빨리

차면 바로 휴식으로 넘어간다. 2분이 지나도 호흡이 편안해지지 않으면 휴식 시간을 늘려도 좋다. 몸에 강한 자극을 주는 것이 목적이므로 시간에 구애받기보다는 운동 강도에 더 신경을 쓴다.

이렇게 운동을 꾸준히 하면 내 몸이 새로운 신체활동에 점차 적응하면서 지방이 보다 효율적으로 연소되는 체질로 바뀌게 된다. 또한 심장과 폐가 평소 사용하지 않는 여유 공간까지 사용하기 때문에 훨씬 건강해진다. 다시 말해 심폐지구력이 개선된다.

8주 피트 프로그램

주	워밍업	Set 1		Set 2		Set 3		Set 4		Set 5	
		PHIT	R	PHIT	R	PHIT	R	PHIT	R	PHIT	R
1~2주	3분	2분	2분	2분	2분	2분	2분	2분	2분		
3~4주	3분	90초	2분	90초	2분	90초	2분	90초	2분	1분	2분
5~6주	2분	1분	2분	1분	2분	1분	2분	1분	2분	40초	2분
7~8주	2분	40초2	분	40초	2분	40초	2분	40초	2분	30초	2분

PHIT는 박용우 박사가 개발한 고강도 인터벌 트레이닝을, R은 휴식을 뜻한다.

피트를 시작하기 전의 체크사항

운동 효과가 큰 만큼 피트는 심장에 강한 자극을 주는 운동이다.
따라서 심장병이나 호흡기 질환이 있거나 위험인자를 가지고 있는
경우에는 무작정 시작하지 말고 반드시 전문의의 조언을 따라야 한다.
고강도의 운동인 피트를 시작하기 전에 심장검사를 받거나
전문의 조언을 따라야 하는 경우이다.

- 50세 이상(아래 위험인자가 있다면 40세 이상)이다.
- 심장질환, 호흡기 질환이 있다는 이야기를 들었거나
  현재 약물 치료 중이다.
- 과체중, 복부비만이 있다.
- 담배를 피웠거나 지금도 피우고 있다.
- 가족 중에 심장병, 뇌졸중 환자가 있다.
- 조절되지 않는 고혈압이 있다.
- 운동 중 가슴통증, 호흡곤란, 부정맥 등의 증상을
  한번이라도 경험한 적이 있다.
- 최근 2년 동안 건강진단을 받지 않았다.

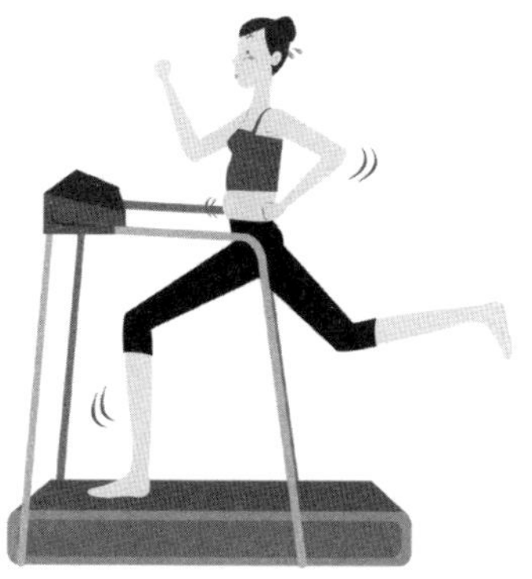

스트레스는 탄수화물 중독을 유발하는 가장 큰 적이다

만병의 근원, 스트레스

내가 학생 때 읽은 <정신신경면역학> 서문에 나왔던 내용에 이런 글이 있었다. 스트레스가 면역기능을 떨어뜨려 암이나 감염성 질환이 잘 생길 수 있다는 내용을 다루고 있는 책이다.

밤늦게까지 일을 하고 나서 피곤한 몸으로 차를 몰고 집으로 왔다.
차의 문을 열고 마당 잔디에 발을 딛는 순간 '물컹' 하고 무언가가 밟혔다.
'뱀이구나' 싶은 순간 머리카락이 위로 뻗치고 가슴이 콩닥콩닥 뛰면서
바로 차 안으로 뛰어 들어갔다. 플래시를 켜고 자세히 살펴보니 뱀이 아니라
잔디에 물을 주기 위해 내다놓은 고무호스였다.
안도의 한숨과 함께 맥박이 정상 수준으로 떨어지고 있었다.

스트레스는 흔히 하는 말이지만 '만병의 근원'이다. 무엇보다 체중조절 시스템을 흔들어 놓아 세트포인트를 상향 조정시키는 주범이 바로 만성 스트레스와 이로 인한 탄수화물 과다 섭취다. 탄수화물 중독에서 벗어나려면 먼저 만

성 스트레스에서 벗어나야 하고, 평소에도 스트레스를 최소한으로 줄이는 것이 최선의 방법이다.

그렇다고 현대인들에게 스트레스 없이 살아가라는 것은 무리한 요구다. 어떻게 해야 스트레스를 조절할 수 있을까?

'스트레스'로 인식하는 순간 스트레스가 된다

고무호스를 밟았음에도 불구하고 대뇌에서 뱀이라고 '인식'하는 순간 이 신호는 빠르게 시상하부, 뇌하수체를 거쳐 신장 위에 위치한 부신에 다다르고 부신에서는 아드레날린과 코르티솔 스트레스 호르몬 을 분비한다. 이로 인해 맥박이 빨라지고 호흡이 가빠지면서 평소보다 혈압이 올라간다. 스트레스라고 '인식'하는 순간부터 자동적으로 일어나는 이런 스트레스 반응은 말한 것처럼 'Flight or Fight' 도망치든가 싸우든가 반응이다. 원시인들이 사나운 동물과 맞닥뜨렸을 때 생존을 위해 필사적으로 도망치거나 죽기 살기로 동물과 싸우기 위한 반응이라고 했다.

여기서 몇 가지 생각해 보자. 우선 스트레스 반응은 '어떠한 상황'에 맞닥뜨렸을 때 나타나는 것이 아니라 그 상황을 스트레스라고 인식했을 때 나타난다. 고무호스를 밟고 가슴이 쿵쾅거리는 사람은 없다. 하지만 고무호스를 뱀이라고 '인식'하면 스트레스 반응이 나타난다.

잔소리만 하는 직장상사의 얼굴만 떠올려도 얼굴이 달아오르고 목 뒤가 뻐근해지는 것은 스트레스의 원인이 사람, 사물이 아니라 이들에 대한 '나의 생각'이기 때문이다. 때문에 스트레스를 조절하려면 '인식의 전환'이 필요하다.

체중 증가, 세트포인트 상승을 부르는 만성 스트레스

본능적인 스트레스 반응이 적절하게 일어나서 스트레스가 해결되었다면 자연스럽게 스트레스 이전 상태로 돌아가야 한다. 하지만 현대인들의 스트레스는 그렇지 못하다.

책상에 앉아 있는 상태에서 상사에게 싫은 소리를 듣고 스트레스 반응이 일어났다고 생각해 보자. 아드레날린과 코르티솔이 분비되면 혈당, 지방산 농도가 높아지고 근육으로 혈액이 몰린다. 도망치거나 싸워야 하는데 환경은 그렇지 못한 것이다.

스트레스 상태가 지속되면 내 몸에서는 건강을 해치는 반응이 진행된다. 아드레날린이 계속 혈압을 높이고 근육을 긴장시켜 뒷목이 뻐근하게 아프고 허리도 뻣뻣해진다. 코르티솔은 본능적으로 식욕을 자극해서 에너지가 더 필요하지 않은 데도 불구하고 당질과 지방을 더 섭취하도록 만든다. 여기에 단순당이나 정제 탄수화물을 섭취해 인슐린까지 많아지면 상황이 더 어려워진다. 남는 에너지를 복부에 지방으로 차곡차곡 쌓아두면 복부비만과 대사증후군으로 이어진다. 결국 체중증가와 세트포인트 상승이라는 최악의 결과가 나타나게 된다.

스트레스는 사나운 짐승이 쫓아올 때만 생기는 것이 아니다. 우울이나 불안, 고독, 무력감, 이혼, 퇴직 같은 정신적·사회적 요인도 스트레스로 작용한다. 체중이 늘어나는 것 자체도 심한 스트레스다. 실제로 체중이 늘어나면 스트레스 호르몬 분비가 증가한다.

스트레스 호르몬이 만성적으로 과다하게 분비되는 상태에서는 우울감이나 기억력 장애가 잘 나타나고 골다공증, 심장병, 암 같은 질병의 발생 위험도 역시 증가한다. 사회적으로도 대인관계를 피하게 되고 자신감을 잃어 업무 효율이 떨어진다. 자신을 쳐다보는 사람들의 시선이 두려워지다 보니 점점 집밖으로 잘 나가지 않고 신체활동량이 줄어들면서 체중이 더욱 늘어나는 악순환이 계속된다.

가장 심각한 경우는 스트레스가 해소되지 않고 계속 유지되는 만성 스트레스 상황이다. 스트레스 호르몬이 지속적으로 높은 수준을 유지하면 다른 호르몬과의 균형이 깨진다. 예를 들어 스트레스와 관련된 생리적 변화에 있어서 가장 중요한 역할을 하는 코르티솔은 렙틴 호르몬의 감수성을 떨어뜨린다. 렙틴의 감수성이 떨어지면 몸은 렙틴이 부족하다고 착각해 대사속도를 떨어뜨리는 동시에 음식을 더 먹으려고 한다. 때문에 렙틴이 제 기능을 못하면 세트포인트가 흔들리면서 조금씩 올라간다.

스트레스와 복부비만

스트레스와 관련된 많은 연구 결과들을 보면 코르티솔과 복부비만이 밀접한 상관관계가 있는 것으로 밝혀져 있다. 코르티솔이 렙틴의 감수성을 떨어뜨리면 단 음식을 더 찾게 된다. 문제는 몸에서 필요로 하는 수준보다 당질식품을 더 많이 섭취하면 인슐린이 당질 창고가 있는 간과 근육에 더 이상 쌓아두지 못하고 지방의 형태로 내장 사이사이에 저장한다.

스트레스는 남성호르몬인 테스토스테론 수치도 떨어뜨린다. 테스토스테론 농도가 낮아지면 근육량이 줄어들고 그 자리를 지방이 차지한다. 여성들을 대상으로 한 연구 결과에서도 '우울'과 '불안'이 있다고 응답한 여성들은 그렇지 않은 여성들보다 코르티솔 수치가 더 높았고 테스토스테론과 갑상선 호르몬 수치는 더 낮았다. 또한 복부에 지방이 더 많이 쌓여 있었다. 여러 연구 결과들을 종합해 보면 만성 스트레스는 성장호르몬, 테스토스테론, HDL 콜레스테롤을 떨어뜨리고 인슐린, 혈당, 콜레스테롤, 혈압을 높인다.

결국 스트레스를 그때그때 해소하지 못해 만성 스트레스가 되면 인슐린 저항성, 렙틴 저항성이 생기고 근육량이 줄어들면서 복부 내장지방이 쌓여 대사증후군, 당뇨병, 심장병의 위험이 커진다.

스트레스와 복부비만은 악순환을 거듭하며 점점 나빠진다. 복부에 내장지방이 쌓이면 그 자체가 인슐린 저항성을 유발하고 혈액 내 코르티솔 농도를 높인다. 결국 내장지방이 더욱 쉽게 쌓인다. 이것이 반복되면서 내장지방의 양이 계속 늘어난다.

스트레스가 내장지방만 쌓아두는 것이 아니다. 성욕이 감퇴되고 불임을 유발할 수 있으며 우울, 불면증도 잘 생긴다. 또 머리카락이 쉽게 빠지고 원형탈모증이 잘 생기며 피부노화가 촉진된다. 면역기능도 떨어져 감염성 질환이나 암에 더 잘 걸린다. 스트레스를 만병의 근원이라고 하는 이유가 여기에 있다.

스트레스와 야간식이장애 증후군

스트레스가 지속되는 상황에서는 생리적인 리듬 자체가 깨진다. 우리 몸의 호르몬은 24시간 주기에 맞추어져 있다.

코르티솔은 아침에 눈을 뜨면서부터 정상적으로 서서히 증가한다. 여기에 맞춰 '배고픔' 신호가 나타나고 하루에 필요한 에너지를 충전한다. 저녁시간 이후에는 낮은 수준을 유지하면서 멜라토닌 분비가 늘어나고 수면을 유도한다. 잠이 들면 성장호르몬이 분비돼 세포의 수리와 재생을 돕는다.

이런 생리적인 리듬이 깨지면 어떻게 될까? '야간식이장애 증후군'이 찾아온다. 아침에는 식욕이 뚝 떨어져 있다가 저녁이 되면 '배고픔' 신호가 점점 강해져서 밤늦게 무언가 먹지 않으면 잠들지 못한다. 저녁식사부터 시작해 잠자리에 들 때까지 하루 섭취량의 무려 50% 이상을 먹는다.

이런 경우에는 체중이 계속 늘어나고 살을 빼려고 아무리 노력해도 살이 잘 빠지지 않는다. 밤에도 코르티솔 수치가 높기 때문이다. 하지만 단지 1주일 동안만 이완훈련을 받아도 코르티솔 수치가 떨어지고 배고픔 신호가 줄어들며 밤늦게 음식을 먹지 않게 된다.

스트레스와 수면

수면 부족도 현대인들에게 또 다른 스트레스 요인이다. 현재 미국인들의 수면시간은 40년 전보다 평균 2시간이 줄었다고 한다. 한 연구에서 건강한 사람들을 대상으로 수면시간을 인위적으로 줄였더니 배고픔 신호를 내보내는 '그렐린' 호르몬 수치가 증가하고 식욕을 억제하는 '렙틴' 수치가 감소했다. 이처럼 배고픔 신호가 증가할 뿐 아니라 고칼로리, 고당질 음식에 대한 욕구도

나에게 맞는 숙면요령

잠을 충분히, 그리고 깊게 잘수록 체중감량에 유리하다.
수면 부족이 우리 몸에 스트레스로 작용하기 때문이다.

잠드는 시간이 너무 늦다

- 잠자리에 드는 시간을 평소보다 앞당겨 일정하게 유지한다.
- 방은 소음이 없고 어두워야 하며 실내 기온도 적당해야 한다.
- 잠자리에 들기 1시간 전부터는 몸의 긴장을 풀어주는 것이 좋다.

잠은 쉽게 드는데 중간에 자주 깨거나 너무 일찍 일어난다

- 당분간이라도 술을 끊거나 음주량을 확 줄여 본다.
- 식습관을 점검한다. 끼니를 거르지 않는지,
  잠들기 3시간 이내에 음식을 섭취하는지 등을 살핀다.
  올바른 식습관을 갖는 것도 숙면에 도움이 된다.
- 정신적인 스트레스가 심해도 숙면을 방해한다.
  이때는 전문의의 도움을 받는 것이 좋다.

좀처럼 잠들기가 어렵다

- 긴 낮잠은 피하는 것이 좋다. 오후에 20분 이내로 잠깐 눈을 붙이는
  정도는 괜찮지만 그 이상 낮잠을 자면 밤에 잠들기 어려워진다.
- 점심식사 이후에는 커피나 청량음료 등 카페인 음료를 마시지 않는다.
- 잠자리에 들기 직전까지 집안일을 하느라 바삐 움직이거나 업무를
  마무리하느라 신경을 쓰지 않도록 한다.
- 미지근한 물로 샤워를 하고 잠자리에 들면 숙면에 도움이 된다.
- 저녁 늦게 운동을 무리한 운동을 하지 않는다. 숙면을 방해할 수 있다.
- 숙면에 도움이 되는 칼슘과 마그네슘을 식품으로 섭취하거나,
  자기 전에 영양제로 복용하는 것도 좋다.

강해지는 것으로 드러났다.

수면을 충분히 취하지 못하는 것은 신체적 스트레스다. 수면 부족으로 신체적 스트레스가 쌓이면 정신적 스트레스를 잘 처리하지 못한다. 개인에 따라 다르겠지만 건강을 위해서는 하루 6시간 이상의 수면이 필요하다. 물론 쉽게 잠들고, 잠을 자는 동안에는 한 번 정도 화장실 가는 것을 제외하고는 중간에 깨지 않고 숙면을 취할 수 있어야 한다.

이완훈련으로 스트레스를 조절하라

스트레스 반응은 자율신경계를 통해 자동적으로 일어난다. 스트레스를 받으면대뇌가 스트레스라고 인식하면 뇌의 시상하부에서는 교감신경계를 통해 지방세포에 신호를 전달한다. 이로 인해 대사속도가 늦어지고 지방 연소가 줄어들며 인슐린 저항성이 더 심해지면 결국 체중증가로 이어진다. 이 반응이 일단 시작되면 그 다음부터는 아무리 애를 써도 의지만으로 조절하기 어렵다.

하지만 흥분한 교감신경계를 가라앉히는 시스템 역시 내 몸 안에 있는데, 바로 부교감신경계다. 조용한 곳에 편안한 자세로 앉은 채 명상에 잠기면 몸이 이완되면서 부교감신경이 서서히 우세해진다. 부교감신경이 교감신경을 누르면 대사속도가 다시 빨라지고 지방 연소가 증가하며 인슐린 저항성도 개선된다. 다시 말해 살이 빠진다.

이완relaxation도 아주 중요한 체중감량 방법이다. 문제는 이완이 자연스럽게 일어나는 현상이 아니라는 데 있다. 때문에 크고 작은 스트레스에 시달리는 현대인들은 스트레스를 효율적으로 없앨 수 있는 이완훈련 방법을 잘 활용하는 것이 바람직하다. 특히 평소 스트레스를 잘 받는 경우에는 자신을 이완시키는 훈련이 필요하다.

● 제1단계 : 스트레스의 원인을 찾아내서 줄인다

우선 무엇이 내게 스트레스를 주는지 그 원인을 찾아 해결하는 것이다. 하지만 말이 쉽지 실천에 옮기기 어려운 경우가 더 많다. 직장상사 때문에 스트레스를 받는다고 해서 상대를 눈 앞에서 사라지게 만들기는 어렵다.

하지만 얼마든지 조절이 가능한 스트레스 요인들도 많다. 하나씩 적극적으로 줄이려는 노력이 필요하다.

종이와 펜을 준비해 지금 현재 내게 스트레스를 주는 원인들을 하나하나 적어본다. 다음에는 각각의 스트레스 원인에 대한 나름대로의 해결방안을 옆에 적는다. 예를 들어 매일 저녁마다 술을 마시는 것이 스트레스의 원인이라면

'주 2~3회로 줄인다'고 쓴다. 좋아하는 도넛을 살찔까봐 못 먹는 게 스트레스라면 일주일 중 일요일 점심에만 마음껏 먹는 것도 한 방법이다. 자신의 스트레스를 가장 확실하게 줄일 수 있는 사람은 다른 사람이 아니라 바로 나 자신이라는 사실을 명심하자.

● 제2단계 : 능동적 이완요법을 익힌다

스트레스를 일으키는 원인을 다 해결한다는 것은 물론 불가능한 일이다. 하지만 스트레스가 쌓여 있을 때 의도적으로 몸과 뇌를 이완시킴으로써 스트레스에 대한 저항력을 키우는 것은 가능하다. 몇 차례 심호흡을 한다든지 사우나나 스파를 해도 좋다. 하지만 시작하기 전에 몇 가지 주의해야 할 점이 있다.

첫째, 이완요법은 가능하면 꾸준히 하는 것이 좋다. 이것은 다이어트뿐 아니라 건강을 지키는 데도 중요하다. 20~30분 정도의 이완요법을 주 2~3회 규칙적으로 실천해 보자.

둘째, 이완요법을 하는 도중에 방해를 받아서는 안 되므로 시간 계획을 미리 세운다.

셋째, 이완요법이 끝나자마자 벌떡 일어나서 바로 일상으로 돌아가면 안 된다. 천천히 일어나서 천천히 걸으면서 내 몸의 변화를 느낄 수 있어야 한다. 충분히 이완된 것을 확인하고 일상으로 복귀한다.

이완요법은 만성 스트레스에 대한 확실한 해독제다. 명상이나 요가, 자율훈련법 자기암시를 통해 신체 감각을 느껴가면서 이완을 유도하는 방법, 점진적 근육이완법 반복훈련을 통해 근육 이완을 유도하는 방법, 심상유도요법 의도적으로 이미지와 생각에 초점을 맞추는 방법, 최면 등이 대표적인 이완요법이다. 웃음이나 음악감상, 섹스도 비슷한 반응을 나타낸다. 요가 역시 운동효과와 함께 이완을 통한 스트레스 조절효과가 크다.

● 제3단계 : 스트레스를 줄여주는 음식을 먹고
　　　　　　스트레스를 악화시키는 음식은 피한다

건강한 식습관은 손상된 대사를 회복시키고 스트레스를 줄이는 데도 도움이 된다. 구체적으로 어떤 식품이 만성 스트레스를 줄여 주고 이완에 도움을 줄까? 오메가-3 지방산, 식이섬유, 그리고 비타민 같은 항산화 영양소가 풍부한 채소와 과일 등이 좋다.

반면 단순당과 정제 탄수화물은 섭취를 줄여야 인슐린 저항성이 개선된다. 스트레스 호르몬인 코르티솔과 인슐린이 함께 증가해 있으면 내장지방이 계속 쌓이는 악순환이 계속된다.

● 제4단계 : 스트레스 해소에 좋은 영양소를 섭취한다

코르티솔이 제대로 작동할 수 있게 하려면 비타민 B_6, B_{12}, 엽산이 필요하다. 이들 비타민이 아드레날린과 코르티솔의 과다 분비로 인한 손상을 줄여준다. 비타민 B_5와 C도 중요하다.

아드레날린의 균형을 유지하는 데는 칼륨과 마그네슘이 필요한데, 푸른 잎 채소와 과일에 풍부하다. 오메가-3 지방산과 아마씨 가루, 아마씨유 등은 염증을 완화시키고 시상하부-뇌하수체-부신에 이르는 축의 기능을 좋게 해주는 데 좋다.

148

항산화제도 스트레스로 인한 '산화'를 줄이는 데 유용하다. 비타민 E·C, 코엔자임 Q10 등이 여기에 해당한다. 평소 스트레스를 잘 받고 빨리 풀지 못하는 사람들은 종합영양제를 반드시 챙겨 먹는 것이 좋다.

해법 5 : 부족한 영양소를 챙겨라

고장 난 시스템을 정상으로 회복시킨다

현대인들에게 부족한 미량 영양소, 비타민과 미네랄

필수미네랄, 필수아미노산, 필수지방산 등 '필수'란 표현이 들어간 영양소는 반드시 음식을 통해 얻어야 하는 것들이다. 이 중 어느 한 가지만 부족해도 연쇄적으로 이상신호가 켜진다. 예를 들어 필수미네랄인 마그네슘 한 가지가 부족하면 300개 이상의 신체 기능을 조절하는 데 문제가 생기는 것으로 밝혀져 있다.

구석기 시대까지 거슬러 올라갈 필요도 없이 우리 조상들은 영양제를 따로 복용하지 않고도 건강하게 살았다. 하지만 우리들이 지금 먹고 있는 채소와 과일은 할아버지, 할머니 세대가 먹던 것과는 크게 다르다. 50년 전 시금치 한 접시에 들어 있는 영양소와 동일한 영양소를 얻기 위해서는 지금은 열 접시는 먹어야 한다. 농업혁명으로 생산량은 획기적으로 늘었지만 비료와 농약의 남용으로 토지가 황폐해졌고 이종교배 작물이나 유전자변형 식품 등이 등장하면서 영양소의 함량이 달라지고 있다. 예를 들어 이종교배 작물의 경우 색깔이나 모양은 훨씬 먹음직스럽고 수분과 당도가 높아진 대신 비타민, 미네랄의 함량이 떨어지는 경우가 많다.

미국 농무부 USDA에서 1975년과 현재의 채소, 과일의 영양을 비교한 자료에 의하면 사과의 비타민 A는 41%, 피망의 비타민 C는 31%, 브로콜리의 칼슘과 비타민 A는 50%, 옥수수의 철분은 88%나 감소했다고 한다. 특히 철분이나 마그네슘 같은 미네랄은 80% 이상 줄었다. 토양 자체에 미네랄이 부족하니 토양에서 영양분을 흡수해 자라는 채소나 과일의 영양가가 부실해지는 것은 당연한 결과다.

문제는 여기서 그치지 않는다. 생산지에서 채소와 과일을 포장해서 소비자의 식탁에 오르는 과정에서 또 영양소가 손실된다. 비타민 C의 경우 평균 20%, 비타민 B_2는 평균 38% 감소한다. 곡류의 경우 도정, 세척, 가공을 해서 운송, 저장하는 과정에서 비타민과 미네랄이 손실된다. 예를 들어 도정 과정에서만 무려 90%의 영양소가 파괴된다.

실제로 비만클리닉을 찾는 비만 환자들을 검사해 보면 철분, 마그네슘, 칼슘, 엽산 등이 부족한 사람들이 의외로 많다. 우리 몸을 거대한 화학공장이라고 볼 때 비만은 '필수영양소'라는 원료를 충분히 공급하지 못해 이 공장이 제대로 돌아가지 못하면서 조절 기능이 깨질 때 찾아온다. 따라서 이런 영양소들을 충분히 공급해야 하는데, 다이어트를 한다고 무조건 식사량을 줄이면 공장이 제대로 가동되지 못하고 아예 망가진다.

천연 체중조절 시스템이 필요로 하는 영양소

천연 체중조절 시스템이 정상적으로 가동되는 데 반드시 필요한 영양소로는 비타민 A를 비롯해 B₁·B₂·B₃·B₅·B₆·엽산·B₁₂ 등의 비타민 B군, 비타민 C, 비타민 D, 비타민 E, 코엔자임 Q10, 칼슘, 마그네슘, 크롬, 아연 등이 있다.

예를 들어 비타민 A는 지방을 연료로 태워 없애는 과정에 반드시 필요하다. 비타민 A가 부족하면 지방을 효율적으로 연소시키지 못해 체중이 증가한다. 비타민 B₁·B₂·B₃·B₅·B₆는 단백질과 지방, 탄수화물 대사에 필수적이다. 특히 비타민 B₆는 체중감량 기간의 이뇨작용을 도와 부종을 개선시키고, 식욕을 억제하는 세로토닌 같은 신경전달물질의 합성이나 여러 호르몬 대사에 관여하므로 다이어트를 할 때는 충분히 섭취해야 한다.

다이어트는 단순히 몸무게를 줄이는 것이 아니라 일종의 해독과정이라고 할 수 있다. 지방조직의 부피가 줄어들면서 지방조직 속에 쌓여 있던 각종 유해물질들이 혈액으로 쏟아져 나오고 지방산이 연소되면서 유해산소도 많이 만들어진다. 따라서 해독과정에 필요한 비타민과 미네랄은 물론 항산화 영양소도 평소보다 더 많이 공급해야 한다.

TV에서 채소수프를 꾸준히 마셔 체중감량에 성공한 사례가 소개된 적이 있다. 직접 재배한 유기농 채소를 밭에서 따오자마자 깨끗이 씻어서 수프를 만들어 먹는 방법이었다. 갓 따온 신선한 유기농 채소를 얻을 수 있다면 비타민과 미네랄을 보충하는 데 가장 좋은 방법이다.

하지만 현실적으로 이런 영양만점의 채소를 먹을 수 있는 사람이 얼마나 될까. 최선이 어렵다면 부족한 비타민, 미네랄을 영양제 형태로 섭취하는 차선책이 필요하다.

특히 이미 체중조절 시스템이 정상적으로 가동되지 않는 상황이라면 고농도의 비타민과 미네랄이 들어 있는 영양제를 복용하는 것이 좋다. 물론 고용량의 비타민 C나 크롬, 칼슘 같은 특정 영양소만 따로 복용할 수도 있지만 전반적으로 어떤 영양소가 부족한지 모를 때는 필요한 영양소를 고루 공급하는 것이 바람직하다. 다이어트 중에 특히 복용해야 하는 영양제는 크롬과 마그네슘, 코엔자임 Q10, 비타민 C·D·E 등이다.

크롬

크롬은 인슐린이 제대로 작동할 수 있게 도와주는 미네랄이다. 따라서 인슐린 저항성이 있는 복부비만 환자에게 좋은 영양소다. 타고난 탄수화물 처리 능력이 상대적으로 떨어지는 경우에는 크롬을 영양제 형태로 복용하는 것이 좋다.

규칙적으로 운동을 할 때도 크롬 소모량이 증가하기 때문에 운동을 하지 않을 때보다 크롬을 잘 섭취해야 한다. 근육에서 단백질을 합성하기 위해서는 아미노산을 흡수하는 데 크롬이 필요하기 때문이다.

실제로 미국 텍사스대 연구팀이 대상자들에게 식이요법이나 운동처방 없이 가짜 약, 하루 크롬 200μg 복용군, 하루 400μg 복용군 이렇게 세 그룹으로 나누어 3개월 후 체중 변화를 확인했다. 가짜약 복용군은 체중에 변화가 없었고, 200μg 복용군은 1.5kg, 400μg 복용군은 2kg의 체중이 줄었다. 게다가 크롬을 복용한 두 그룹 모두 근육이 0.5kg 증가돼 있었다.

크롬은 단맛에 대한 욕구를 조절하는 데도 도움을 준다. 때문에 탄수화물 섭취를 제한하는 식이요법을 하는 기간 동안 탄수화물 섭취 욕구를 억제하는 효과가 있다. 미국 듀크대 연구팀은 크롬 보충제가 우울증 환자의 탄수화물 섭취를 줄이는 데 효과적이라는 연구결과를 내놓기도 했다.

크롬 보충제는 피콜린산 크롬 Chromium picolinate 형태로 매일 200~400㎍을 아침식사 직후에 복용하는 것이 좋다.

마그네슘

마그네슘 역시 인슐린의 작용에 꼭 필요한 미네랄 중 하나이다. 구석기 시대 원시인들은 매일매일 신선한 자연식품을 통해 충분한 양의 마그네슘을 섭취했다.

하지만 다양한 스트레스에 시달리는 현대인들의 상당수는 마그네슘 결핍 상태라고 봐도 과언이 아니다. 또한 척박한 토양과 비료, 농약으로 키운 채소나 과일에는 마그네슘이 예전만큼 충분히 들어 있지 않다. 평소 신선한 식품이 아니라 정제·가공식품을 자주 먹는 사람일수록 마그네슘이 더욱 부족하다고 생각하는 것이 좋다.

최근 연구 결과에 의하면 마그네슘을 충분히 섭취하는 경우 인슐린 저항성이 잘 개선됐다. 인슐린이 원활하게 작동해야 체지방을 태울 수 있다는 것은 이미 상식이다. 때문에 다이어트 기간 중에는 특히 신경 써서 마그네슘을 섭취해야 한다.

마그네슘은 채소뿐 아니라 견과류, 씨앗류, 유제품을 통해서도 얻을 수

있으니 이들 식품을 적당량 먹는 것이 좋다. 하루 적정 마그네슘 섭취량은
300~500mg이다.

코엔자임 Q10

코엔자임 Q10은 우리 몸에서 열에너지를 만들어내는 공장인 미토콘드리
아에서 아주 중요한 역할을 한다. 강력한 항산화 작용으로 심장질환을 예방하
고 노화를 늦추는 데도 효과가 있다.

보통 코엔자임 Q10은 나이가 들수록 줄어든다. 식품 중에서는 육류나 달
걀을 섭취하면 코엔자임 Q10을 보충하는 데 도움이 된다. 하루 적정 섭취량은
50~100mg이다.

비타민 C

비타민 E와 함께 대표적인 항산화 영양소로 꼽힌다. 현대인들은 구석기 원
시인들에 비해 비타민 C의 섭취량이 턱없이 부족하다.

한 연구 결과에 의하면 비만 정도가 심한 여성들의 58%에서 비타민 C가 부
족한 것으로 확인된 반면, 정상 체중을 가진 여성들은 그 비율이 3%에 불과했
한 것으로 나타났다.

또 다른 연구에서는 비만 여성들에게 비타민 C 1g을 하루 세 번씩 복용
하도록 한 결과, 일부러 다이어트를 하지 않았음에도 불구하고 체중이 평균

2.5kg 감량됐다.

비타민 C는 적어도 하루 500~2,000mg 정도 섭취하는 것이 권장된다. 이 정도의 양을 섭취하려면 영양제 형태로 복용하는 것이 좋다.

비타민 D

몇 년 전에 미국 캘리포니아대학에서 전문가들이 모여 비타민 D 일일섭취량을 현재의 200~400단위에서 2,000단위로 개정해야 한다고 주장했다. 미국 심장학회 학술지에 따르면 전체 인구의 30~50%를 차지할 정도로 비타민 D 결핍이 흔하고, 비타민 D가 부족할수록 비만이나 고혈압, 당뇨병, 심혈관 질환의 발병 위험이 높은 것으로 밝혀졌다.

비만한 경우에도 비타민 D가 결핍되기 쉽다. 비타민 D는 생선이나 간, 달걀노른자 등의 식품에도 들어 있지만 대부분은 햇볕을 통해 얻는다. 자외선이 피부에 자극을 줄 때 몸속에서 비타민 D가 합성된다.

하지만 요즘은 자외선에 많이 노출되면 피부 노화가 촉진되고 피부암이 생길 수 있다는 사실 때문에 자외선 차단제를 많이 사용한다. 때문에 '비타민 D 부족'이라는 부작용이 점점 심해지고 있다.

비타민 D는 지용성 비타민으로, 몸속에 들어오면 지방조직에 녹는다. 그런데 지방조직은 한번 잡은 비타민 D는 쉽게 놓아주지 않는다. 따라서 지방량이 많은 비만 환자일수록 비타민 D가 부족해지기 쉽다.

비타민 D가 결핍되면 인슐린의 작용이 둔해져 복부비만의 원인이 되고, 렙틴 호르몬에도 영향을 미친다. 이로 인해 체중을 일정하게 유지해 주는 세트포인트가 올라가면 지방량이 더 증가한다. 비타민 D의 하루 적정 섭취량은 400단위다.

비타민 E

비타민 E는 대표적인 항산화 영양소로 꼽힌다. 유해산소의 공격으로부터 세포막을 보호한다. 세포막에는 인슐린 수용체와 렙틴 수용체가 있기 때문에 세포막이 건강해야 이들 수용체의 기능이 회복된다. 한 연구결과에 따르면 혈액 내 비타민 E의 농도가 낮을수록 허리둘레가 증가한다는 사실이 밝혀졌다.

복부비만이 있는 인도 남성들을 대상으로 한 또 다른 연구에서는 복부에 지방이 많을수록 혈액 내의 비타민 C와 E, 마그네슘, 아연의 농도가 낮은 것이 확인됐다. 비타민 E의 하루 적정 섭취량은 400~800단위다.

영양소	하루 권장량	영양소	하루 권장량
비타민 A	5,000~10,000IU	비오틴	50~300μg
비타민 C	500~2,000mg	콜린	25~100μg
비타민 D	400IU	칼슘	1,000~1,500mg
비타민 E	400~800IU	마그네슘	300~500mg
비타민 B_1(티아민)	10~50mg	아연	15~50mg
비타민 B_2(리보플라빈)	10~50mg	셀레늄	50~200μg
비타민 B_3(나이아신)	15~50mg	크롬	200~400μg
비타민 B_5(판토텐산)	25~50mg	망간	2~5mg
비타민 B_6	25~50mg	구리	2mg
엽산	400~800μg	코엔자임 Q10	50~100mg
비타민 B_{12}	25~100μg		

비타민 A의 경우 임신 중이거나 임신을 계획하고 있다면 하루 5,000IU 이내로 복용하는 것이 좋다.

감량 이후 : 감량체중 유지하면서 젊게, 더 젊게!

적정 체지방율과 함께 건강수치를 유지하라

나잇살을 멀리하라

애써 다이어트를 해서 감량된 체중을 잘 유지하다가 골칫덩어리 나잇살이라도 붙는다면 낭패다. 생활이 크게 달라진 것이 없는데도 어느 순간 나이를 먹으면서 슬금슬금 배가 나온다면 나잇살일 가능성이 크다. 여성들은 어깻죽지와 팔에 지방이 붙으면서 아래로 쳐진다.

30세가 넘으면 젊었을 때보다 신체활동량이 떨어지는 탓도 있지만 점차 근육량이 줄어들면서 그 자리를 지방이 차지하기 시작한다. 전체적인 체중 변화는 없으면서 배가 나오는 체형으로 바뀌는 이유는 근육이 빠지고 지방이 더 붙기 때문이다.

일단 뱃살이 붙으면 신진대사에 크고 작은 이상신호가 켜진다. 때문에 천연 체중조절 시스템뿐 아니라 다른 생리적인 조절 시스템도 손상돼 노화가 빠르게 진행된다.

감량한 체중을 잘 유지하면서 젊게 살고 싶다면? 근육량이 줄지 않도록 하고 체지방율도 다시 높아지지 않게 해야 한다. 또 혈압이나 혈당, 콜레스테롤, 중성지방 등 건강의 지표가 되는 수치가 정상인지도 잘 체크하는 것이 좋다.

근육을 키워라

　나이를 먹을수록 근육량이 줄어들면서 근력이 떨어진다. 이 경우 조금만 무리해도 근육통에 시달리게 된다. 평균수명이 길어진 요즘, 80~90세가 되더라도 남의 도움을 받지 않고 활동하려면 근육량이 줄어드는 것을 미리미리 막는 노력이 필수적이다. 30대 이후 줄어들기 시작하는 근육을 방치하다가는 노년에 휠체어에 의지하게 될 지도 모를 일이다.

　근육 손실을 막고 오히려 근육량을 늘리려면 어떻게 해야 할까. 방법은 근육에 지속적인 자극을 주는 것이다. 젊었을 때 근력운동으로 근육을 키워 놓아야 나이가 들면서 근육을 잃더라도 그 양이 적다. 30세부터 10년마다 근육을 약 1.5kg씩 잃는다고 하면 80세에는 7.5kg이나 빠져 나간다. 그렇다고 70세가 넘어 벤치프레스나 덤벨을 들기에는 힘이 들 뿐만 아니라 효과가 떨어진다. 근력운동과 함께 의식적으로 계단을 이용한다든지 하는 방법으로 하체 근육에 지속적인 자극을 주는 것이 좋다.

정상 체지방율을 유지하라

　자신의 체중에서 지방이 차지하는 비율을 체지방율이라고 한다. 체중이 100kg인 경우 지방이 50kg이라면 체지방율은 50%가 된다. 정상 체지방율은 남성이 12~18%, 여성이 18~23%다.

　나이가 들면 근육량이 줄어들면서 소비하는 칼로리가 낮아져 조금씩 지방이 늘어날 수밖에 없다. 젊었을 때는 컴퓨터처럼 정확하게 체중과 체지방을 유지했던 '천연 체중조절 시스템'도 나이가 들면서 그 능력이 약해진다. 지방이 쉽게 달라붙을 수 있는 환경이 되는 것이다. 때문에 의식적으로 탄수화물 섭취량을 이전보다 줄이고 단백질은 더 섭취해야 한다.

고강도 인터벌 트레이닝 역시 나이가 들어도 지방이 붙지 않는 몸을 만드는 데 효과적이다. 근육이 탄수화물을 처리하는 능력을 키워주고 근육의 탄수화물 창고를 늘려준다.

하지만 나이가 40세가 넘은 경우에는 고강도 운동을 해보지 않은 경우 무리하게 시작해서는 안 된다. 반드시 운동 전에 충분한 검사와 상담을 받아야 한다. 자신도 모르는 사이에 심혈관 질환이 있는 경우에는 고강도 운동이 위험할 수 있다. 50세 이후에는 전력으로 뛰기보다는 유산소 운동과 근력운동을 병행하는 것이 안전하다.

5가지 건강수치를 체크하라

두툼하게 잡히는 뱃살은 건강의 적이다. 특히 복강 안쪽 내장의 사이사이에 쌓이는 내장지방은 '대사증후군'을 부르는 주범이다. 지방이 많이 쌓이면 인슐린이 제대로 작동을 못하는 '인슐린 저항성'이 생긴다. 이로 인해 혈압이나 혈당, 나쁜 콜레스테롤, 중성지방, 요산, 염증반응 등은 상승하고 반대로 좋은 콜레스테롤, 간 기능 수치가 떨어지는 등 여러 가지 증상이 나타나는 것을 대사증후군이라고 한다. 뱃살을 빼고 건강해졌다면 건강의 지표가 되는 몇 가지 검사수치가 항상 정상 수준으로 유지되어야 한다.

5가지 건강수치

혈압 높은(수축기) 혈압은 120mmHg, 낮은(확장기) 혈압은
80mmHg 이하를 유지하는 것이 가장 이상적이다.
이보다 조금 높더라도 130/85mmHg 이하여야 한다.

혈당 공복 혈당이 100mg/dL 미만을 유지하는 게 좋다.
100 이상인 경우에는 당부하 검사나 인슐린 검사를 받아
인슐린 저항성이 생긴 상태인지 확인하는 것이 좋다.

LDL콜레스테롤 130mg/dL 미만이 정상이다.
160 이상이면 전문의를 찾아 상담을 받아야 한다.

HDL콜레스테롤 남자는 40mg/dL 이상, 여자는 50mg/dL 이상이 좋다.
높을수록 동맥경화 예방 효과가 크다.
1주일에 3회 이상 규칙적으로 운동을 하면 수치가 올라간다.

중성지방 150mg/dL 미만이 정상이다.
이보다 높으면 전문의를 찾는 것이 좋다.
오메가-3 지방산을 섭취하면 중성지방을 떨어뜨리는 효과가 있다.

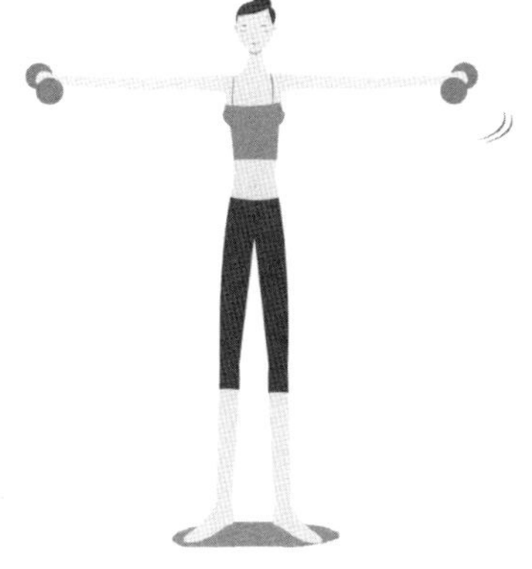

Part 4

단기다이어트 식단
& 운동 프로그램

이제 8주 다이어트 프로그램에 도전해 보자.
목표는 상향 조정된 체중의 세트포인트를 끌어내려 리셋시키고,
동시에 '천연 체중조절 시스템'을 정상으로 돌려놓는 것이다.

다이어트 기간의 목표를 이해한다

주		내 용
0주	준비기	다이어트 준비
1~4주	상향조정된 세트 포인트 낮추기	❶ 세트포인트를 높이는 음식을 피하고 세트포인트를 낮추는 음식 위주로 섭취한다. ❷ 비타민과 미네랄, 단백질, 필수 지방산. 오메가-3, 코엔자임 Q10 등 지방대사를 개선시키는 영양치료로 지방 대사를 촉진시키고 세트포인트를 낮춘다.
5~8주	기초대사율을 높이고 빠른 지방 감량 지속하기	❶ 심폐지구력을 빠르게 키우면서 이전보다 지방을 에너지원으로 더 많이 사용하는 체질로 바꾸기 위해 피트를 시행한다. ❷ 신진대사를 높이고 에너지 생산공장인 미토콘드리아를 활성화시키는 영양치료를 병행한다. ❸ 렙틴 저항성을 개선시키고 체중조절 시스템을 정상으로 되돌린다.
9~12주	하향조정된 세트 포인트를 안정적으로 유지하기	❶ 저녁에는 당질 제한식을 한다. ❷ 다이어트 휴식일을 정한다.
12주 이후	건강체중 평생 유지하기	식습관 개선을 통해 감량체중을 평생 유지한다 (세트포인트 재상승 예방)

자료 : 리셋의원 비만클리닉(www.resetclinic.com)

준비기 : 0주

자, 이제 8주 다이어트를 시작해 보자. 목표는 상향조정된 체중의 세트포인트를 끌어내려 '리셋'시키면서 동시에 '천연 체중조절 시스템'을 정상으로 돌려놓는 것이다. 이렇게 하면 요요현상 없이 평생 동안 감량체중을 유지할 수 있다.

물론 자신의 노력에 따라 감량 효과에 차이가 날 수는 있겠지만 그대로 실천에 옮긴다면 8주에 10kg 정도는 무난하게 감량에 성공할 수 있다.

비만은 '많이 먹어서'생긴 문제가 아니라 '내 몸의 조절기능이 깨져서'생긴 문제이다. 내 몸의 조절기능이 깨져서 체중이 증가하고, 쉬 피로해지며, 몸이 잘 붓고, 변비가 잘 생긴다. 또 면역기능이 떨어져 감기에 자주 걸리고 쉽게 낫지도 않는 것이다. 이런 상태에서 살을 빼겠다고 무리하게 식사량을 줄이고 운동을 심하게 하면 건강 상태가 나빠지고 체중감량을 시작하기 전보다 오히려 체중이 더 많이 늘어나는 요요현상이 찾아온다.

때문에 다이어트를 하려면 내 몸의 조절기능을 흔들어 놓은 원인부터 찾아 없애야 한다. 담배가 몸에 해롭다는 것을 모르는 사람은 없지만 대부분은 '언젠가는 끊어야지' 하는 생각하면서도 계속 담배를 피운다. 또 흡연처럼 건강을 해치는 잘못된 습관에 빠져 있으면서 전혀 인식하지 못하고 있는 경우도 많다.

단순당_{설탕. 액상과당}이나 트랜스지방, 술은 우리 몸에서 체중을 일정하게 조절하는 조절기능에 나쁜 영향을 미친다. 일시적으로는 내 몸을 즐겁게 해줄지 몰라도 결국은 더 빠져들게 하면서 건강을 해치는 존재다.

1주일 동안이라도 내 몸에 '중독 휴식일'을 주는 게 어떨까. 1주일 동안 이런 식품을 입에 대지 않으면서 내 몸이 어떤 반응을 보이는지 주의 깊게 살펴본다. 배고픔이나 졸음, 편안함 같은 신호가 어떻게 찾아오고 내 몸의 기능이 회복되고 있다는 느낌이 실제로 느껴지는지 확인한다.

이와 함께 아침식사를 거르지 않고 꼬박꼬박 챙겨 먹는 것은 다이어트의 시작이면서 평생건강을 지키는 습관이다. 운동은 무리하지 않고 하루 20분 정도 매일 산책을 하는 것부터 시작한다.

오늘부터 하루 4끼로 바꾼다. 점심과 저녁 사이가 길기 때문에 오후 4시를 전후해 삶은 달걀, 견과류^{잣. 호두}, 씨앗류^{호박씨. 해바라기씨} 등을 먹는다.

상향 조정된 세트포인트 낮추기 : 1~4주

이 단계에서는 영양 공급과 철저한 식이요법을 통해 몸속 독소들을 없애고 몸의 기능을 빠르게 정상화시켜야 한다. 우선 하루 6시간 이상의 충분한 숙면을 취해야 한다. 잠을 푹 자야 천연 체중조절 시스템을 비롯한 몸의 생리적 기능이 잘 회복된다.

또한 세트포인트를 높이는 탄수화물의 섭취를 철저히 제한해 인슐린 호르몬이 쉴 수 있도록 해준다. 그래야 렙틴 저항성이 빠르게 정상 수준으로 돌아온다.

지방조직은 칼로리만 쌓여 있는 창고가 아니다. 잔류 농약, 중금속, 다이옥신 같은 환경호르몬은 '지용성', 즉 지방에 녹는 화학물질이다. 우리 몸속에 들어와 미처 빠져나가지 못한 유해 화학물질들은 지방조직에 쌓인다. 불필요한 지방을 줄이겠다고 에너지 밸런스를 '-'로 만들면 혈액으로 지방만 분해되어 나오는 것이 아니라 이러한 유해물질들이 함께 쏟아져 나온다.

그렇다면 이들을 해독하기 위해 대사가 더 활발하게 이루어져야 하는데 다이어트를 한다고 대사에 필요한 비타민과 미네랄을 충분히 공급하지 못한다면? 유해물질들이 제대로 배출되지 못하니 조직이나 장기에 나쁜 영향을 미치게 된다.

따라서 빠르게 체중을 감량하기 위해 식사량을 줄인다면 비타민과 미네랄을 영양제 형태로라도 보충하는 것이 좋다. 아울러 근육 손실을 막기 위해 단백질 보충제를 이용하면 더욱 좋다.

평소 운동을 하지 않았다면 하루 30분 걷기부터 실천한다. 걷기는 '운동'이 아닌 '생활'이 되어야 한다. 걷기로 신체활동량을 더 늘리는 데 노력한다. 한 번에 30분을 걷는 것이 어렵다면 10분씩 나눠서 3~4회 걸어도 좋다. 이렇게만 해도 1개월에 3~5kg 정도 체중이 빠지면서 전보다 활력이 생기고 더 건강해졌다는 느낌이 든다. 물론 음식의 양을 일부러 제한하거나, 일일이 칼로리를 계산하지 않아도 된다.

기초대사율을 높이고 빠른 지방감량 지속하기 : 5~8주

해독과정을 거치고 건강체중으로 이동하는 단계다. 심폐지구력을 빠르게 키우면서 이전보다 지방을 에너지원으로 더 많이 사용하는 체질로 바꾸기 위해서는 피트를 본격적으로 한다. 몸이 익숙해지면 세트 수를 6~8회로 늘려가도 좋다. 운동에 1~2시간 투자할 수 있다면 기구를 이용한 근력운동을 병행해 근육의 크기를 키우는 것도 좋다. 운동 외의 나머지 시간에는 가능한 많이 걷도록 노력한다.

탄수화물 섭취량은 신체활동량이 늘어난 만큼 조금 늘려도 좋다. 다만 단순당이나 정제 탄수화물은 건강체중으로 돌아갈 때까지 계속 제한한다. 대신 통곡류 같은 '진짜 탄수화물'을 섭취해야 한다. 빵이나 떡, 면 종류는 단백질 반찬과 같이 먹지 않으므로 현미밥이나 잡곡밥을 매끼니 반 공기만 먹는다. 칼슘이나 마그네슘, 오메가 -3 지방산, 비타민 C, 코엔자임 Q10 같은 영양제도 계속 복용한다.

금기식품·
허용식품을 안다

다이어트 기간의 식단

금기식품	설탕류(정백당·액상과당)	설탕이 들어간 청량음료, 커피믹스, 자판기 커피, 과자, 사탕, 스낵, 도넛, 아이스크림 등
	트랜스지방	과자, 스낵, 라면, 도넛, 냉동피자, 전자레인지용 팝콘, 감자튀김 등
제한식품	술	와인으로 하루 1잔 이내
	당지수가 높은 음식	떡, 흰 밀가루로 만든 빵·케이크, 면류(국수·라면, 자장면·파스타 등), 콘프레이크, 감자, 고구마, 옥수수
	포화지방이 많은 음식	삼겹살, 갈비
조절식품		쌀밥, 현미밥, 잡곡밥, 과일, 저지방 우유·요구르트·두유
허용식품		채소류(감자·고구마·옥수수 제외), 토마토, 해조류(미역·김·다시마), 버섯류, 콩류, 두부, 달걀, 메추리알, 생선, 생선회, 해산물(굴·조개·새우·게·가재·오징어 등), 해산물, 닭고기(껍질 벗긴 것), 저지방 치즈, 육류 살코기(등심·안심), 견과류(잣·호두), 씨앗류(호박씨·해바라기씨), 식물성기름(올리브유·카놀라유·들기름·포도씨유), 녹차, 홍차, 우롱차

8주 동안 반드시 끊어야 하는 음식

❶ **단순당** | 설탕·액상과당 같은 단순당이 들어간 청량음료, 과자, 케이크 등은 절대 먹어서는 안 된다. 인슐린 호르몬을 피곤하게 만들어 '천연 체중조절 시스템'을 흔들어 놓는 주범이다.

❷ **트랜스지방** | 트랜스지방은 세포막에 달라붙어 호르몬 신호를 둔감하게 만든다. 이로 인해 '천연 체중조절 시스템'도 엉망이 돼버린다. 따라서 트랜스지방은 8주 동안뿐만 아니라 평생 먹지 않는 것이 좋다.

단맛 중독에서 벗어나는 방법

스트레스를 받을 때마다 커피믹스나 자판기 커피를 마셔야 하고
초콜릿의 유혹에서 벗어나기 힘든 이들에게 단맛과 멀어지라고 한다면?
이미 설탕이나 단맛에 중독돼 있는 사람들에겐 쉽지 않은 일이다.
하지만 일단 시도하면 단맛에 대한 욕구는 담배보다 쉽게 끊을 수 있다.

- 아침에 의도적으로 단백질 섭취에 신경 쓴다.
  삶은 달걀이나 달걀프라이, 치즈, 저지방 우유 등을 먹거나
  아예 단백질 보충제를 먹는다.
- 끼니마다 좋은 지방을 챙겨 먹는다. 좋은 지방은 생선이나 해산물,
  올리브유, 카놀라유, 아마씨유 등에 들어 있다.
- 하루 4끼 식사에 익숙해진다. 오후 식간 간식으로
  견과류 잣, 호두, 아몬드, 씨앗류 호박씨, 해바라기씨 등을 섭취한다.
  아마씨 가루 2작은술 10g 먹는 것도 좋은 방법이다.
- 단맛이 당길 때는 우선 물을 마신다. 물은 하루 8컵 이상 마신다.
- 단맛의 유혹이 아주 강할 때는 과일을 먹는다.
  과일주스가 아닌 과일로 먹고, 하루 두 개 이내로 먹는다.

8주 동안 가능하면 줄여야 하는 음식

❶ 술 | '체중조절 시스템'이 정상이 될 때까지는 가능하면 마시지 않는 것이 좋다. 부득이하게 마시는 경우 와인으로 하루 1잔 정도는 괜찮다.

❷ 당지수가 높은 음식 | 떡이나 빵, 케이크, 면류, 감자, 고구마 등 당지수가 높은 음식은 8주 동안 가능하면 적게 먹어야 한다. 빵이나 면류로 식사를 하면 탄수화물 섭취량에 비해 상대적으로 단백질 섭취가 부족해지기 쉬우므로 식사는 밥 위주로 먹는 것이 좋다.

❸ 포화지방이 많은 음식 | 육류의 지방에는 포화지방이 많아서 문제가 된다. 포화지방은 동맥경화를 일으키는 동시에 인슐린 저항성, 렙틴 저항성의 원인이다. 때문에 '천연 체중조절 시스템'을 정상으로 되돌리는 기간 동안은 섭취량을 제한한다.

8주 동안 양을 조절해야 하는 음식

❶ 밥 | 밥은 빵, 떡, 면류와 마찬가지로 탄수화물이 많이 들어 있지만 단백질과 비타민, 미네랄 등이 들어 있는 반찬과 같이 먹기 때문에 허용된다. 흰 쌀밥보다는 현미나 잡곡밥이 더 좋지만 반찬을 충분히 먹는다면 흰 쌀밥도 괜찮다. 다만 양을 줄여야 하므로 한 끼에 반 공기를 넘겨서는 안 된다.

❷ 과일 | 과일은 비타민과 미네랄, 식이섬유가 풍부하지만 당분의 함량이 높아 체중감량 기간 동안에는 섭취량을 조절해야 한다. 종류에 관계없이 좋아하는 과일로 골라 하루 1개만 먹는다. 오늘 바나나 1개를 먹었다면 다른 과일은 참았다

가 내일 먹는다.

❸ 유제품 | 우유나 치즈, 요구르트는 저지방이나 무지방 제품으로 선택한다. 우유에 들어 있는 포화지방 섭취량을 줄이기 위해서다. 또 요구르트, 두유에도 설탕이 들어 있으므로 주의한다. 반드시 영양표시를 확인해서 당류의 함량이 낮은 제품으로 골라 마신다.

> **우유·밀가루 음식은 …**
>
> 유당 분해효소가 부족해 우유만 마시면 설사나 장내가스가 차는 사람은
> 8주 동안 유제품을 피하는 것이 좋다. 밀가루 음식에 예민한 사람들도
> 다이어트 8주 동안 밀가루 음식을 아예 피한다.
> 이런 식품이 잘 맞지 않으면 부종이나 다크 서클이 생기기 쉽고,
> 수분이 정체된다. 또 신진대사 속도가 떨어져 지방층이 두툼해질 수 있다.

8주 동안 충분히 섭취해야 하는 음식

❶ 단백질 | 적어도 하루에 60g 이상 섭취해야 하는데, 체중에 따라 섭취량이 조금씩 달라진다. 자신의 건강체중(kg)×1.2~1.5g을 섭취하는 것이 좋다. 예를 들어 자신의 건강체중이 55kg이라면 66~82g을 섭취한다.

달걀이나 육류 살코기, 닭고기, 생선, 해산물 등 양질의 단백질을 충분히 섭취한다. 단백질 섭취만으로도 신진대사 속도를 높일 수 있다. 연구에 의하

면 근육이 1kg 생기면 시간당 150kcal의 에너지가 더 소모된다.

❷ **오메가-3 지방산** | 아마씨는 오메가-3 지방산이 가장 풍부하면서도 리그난 등 양질의 식물영양소까지 풍부해서 좋다. 매일 아마씨 가루를 2작은술 정도 샐러드, 반찬에 뿌려서 먹거나 그냥 먹는다. 매일 오후 3~4시 즈음에 호두를 1줌 정도 먹는 것도 좋다. 오메가-3 지방산은 지방 연소를 자극할 뿐만 아니라 운동을 했을 때 시너지 효과를 준다.

❸ **다양한 색의 채소와 해조류·버섯류** | 다양한 색의 채소를 비롯해 해조류, 버섯류에는 항산화 효과가 큰 식물영양소들이 풍부하다. 또 천연 효소와 비타민, 미네랄, 식이섬유도 많이 들어 있어서 좋다.

❹ **식이섬유와 유산균** | 매일 아침 차전차피 같은 식이섬유를 복용하면 급격한 혈당 상승을 막을 수 있다. 또 지방의 흡수를 차단하고 지방 배출을 촉진

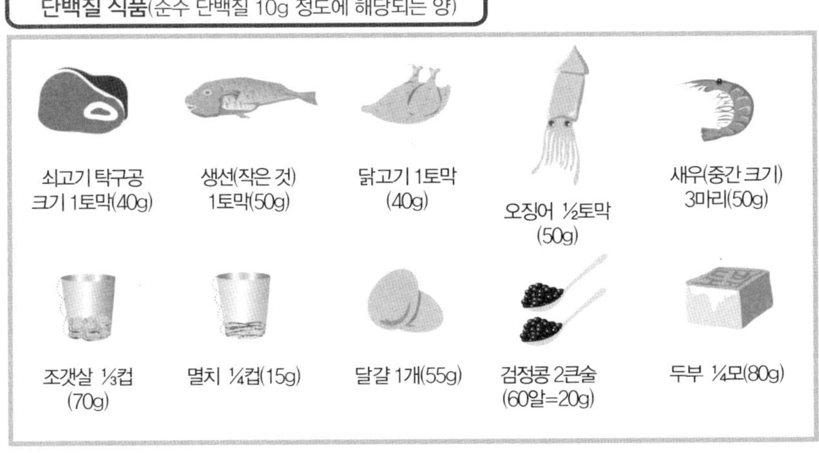

시키며 독소를 밖으로 내보내는 해독 효과가 뛰어나다. 유산균은 장내 유해균을 줄여 장 건강에 도움을 준다.

물은 하루 8컵 이상 마신다

물을 많이 마실수록 체중감량에 유리하다. 우리 몸에서 수분이 가장 많이 들락날락 하는 장기는 신장과 간으로, 이들 장기는 몸속의 독성물질을 해독하고 배출시키는 역할을 맡고 있다.

하지만 수분이 부족하면 신장에서 독소 배출이 원활하게 이루어지지 못하고 간에 부담을 준다. 간은 우리 몸에서 지방을 만들고 분해하는 대사과정의 중심에 있는 중요한 공장이므로 충분한 수분을 섭취해야 한다.

체중감량을 위해 당질 제한식을 하면 몸속에서 지방이 에너지원으로 이용되면서 케톤이라는 물질이 만들어진다. 물을 많이 마셔서 이런 물질이 원활하게 대사가 되도록 해야 한다. 지방세포에 쌓여 있다가 빠져나오는 다른 독성물질을 제거하는 데도 물이 필요하다.

굳이 당질 제한식이 아니라도 식사량을 줄이면 변비가 생기기 쉽다. 때문에 물을 충분히 마셔야 변비 예방에도 좋다.

부종이 있을 때도 물을 잘 마시는 것이 중요하다. 물을 충분히 마시지 않으면 우리 몸에서는 악착같이 수분을 짜내 변비가 생기고, 수분이 원활하게 배출되지 못하니 손발이 붓고 눈 주위가 푸석푸석해진다. 물을 충분히 마시면 이런 증상이 나타나지 않는다. 몸이 붓는다고 물을 안 마시는 사람들이 있는데, 잘 붓는 사람들은 싱겁게 먹으면서 물을 잘 마시는 것이 좋다. 수분 섭취를 줄이면 부종이 더 심해지는 악순환을 겪는다.

부종 예방수칙

- 6시간 이상 충분한 수면을 취한다.
- 젓갈, 장아찌 등 염장식품을 피하는 등 음식을 싱겁게 먹는다.
  찌개나 국은 건더기만 먹고 국물을 남긴다.
- 몸에 피로가 쌓이지 않도록 한다.
- 저녁 늦게 과식을 하지 않는다.
- 가능하면 음주를 피한다.
- 스트레스가 쌓이지 않도록 그때그때 풀어준다.

영양식단을 짠다

<table>
<tr><td colspan="5" align="center">영양식단</td></tr>
<tr><th>아침식사</th><th>점심식사</th><th>오후 간식</th><th>저녁식사</th><th>저녁 이후</th></tr>
<tr><td>오전 7~8시</td><td>12~1시</td><td>오후 3~4시</td><td>오후 6~8시</td><td>취침 전</td></tr>
<tr><td>고단백 바나나셰이크,
종합비타민제,
오메가 -3 지방산
코엔자임 Q10</td><td>밥 반 공기 + 비빔밥,
회덮밥, 생선구이,
순두부, 해물탕,
매운탕, 복국 등</td><td>삶은 달걀 2개
+ 호두 1줌
(아마씨 가루
2작은술)</td><td>당질 제한식사,
종합비타민제,
오메가 -3 지방산</td><td>칼슘, 마그네슘,
비타민 D 복합제</td></tr>
</table>

아침식사

고단백 바나나셰이크는 바쁜 아침시간에 간편하게 만들어 먹을 수 있어서 좋다. 믹서기에 무지방 우유 또는 저지방 우유 300cc, 단백보충용 분말 탄수화물 함량이 10% 미만인 제품 2스푼 단백질 20g 분량을 넣고 바나나 1개를 큼직하게 썰어 넣어 갈면 된다. 탄수화물과 단백질이 풍부하고 포만감을 줘서 아침식사로 훌륭하다.

점심식사

가능하다면 한식을 택한다. 떡볶이 같은 분식이나 빵, 면류 라면·파스타·자장면 등 는 피한다. 밥은 반 공기는 덜어내고 반 공기만 먹는다. 대신 채소와 단백질 반찬으로 배를 채운다. 외식할 때는 비빔밥, 회덮밥, 생선구이, 순두부, 해물탕, 복국 등 영양의 균형이 잡혀 있고 칼로리가 적은 메뉴를 고르는 것이 좋다.

오후 간식

점심과 저녁 사이에 오후 4시쯤 삶은 달걀 2개와 호두 1줌 정도를 먹도록 한다. 배가 고프지 않더라도 단백질과 오메가-3 지방산을 보충해 주는 건강간식이다. 호두는 맛을 가미하지 않은 것으로 골라 작은 비닐주머니에 1줌 정도 분량을 넣어 가지고 다니면서 먹는다. 호두 대신 아마씨 가루를 2작은술 먹어도 좋다.

야식 & 폭식 습관을 버리는 방법

- 입맛이 없더라도 반드시 아침식사를 챙겨 먹는다.
- 이전 끼니의 식사가 부실하면 다음 끼니에 과식, 폭식을 하기 쉬우므로 배가 고프지 않더라도 끼니를 거르지 않고 하루 4끼를 챙겨 먹는다.
- 식사 후 3시간 이내에 허기가 지면 '가짜 배고픔'일 가능성이 높다. 이때는 물을 마시거나 가볍게 산책을 한다. 하지만 이렇게 해도 계속 배가 고프다면 이전 끼니를 부실하게 먹었을 가능성이 높으므로 채소나 단백질 식품을 간식으로 적당량 먹는 것이 좋다.

저녁식사

저녁에는 밥, 면, 빵 같은 당질 음식을 아예 입에 대지 않도록 한다. 고기집이나 횟집에 가서도 고기와 회, 채소류만 먹고 이후 나오는 공기밥, 냉면, 알밥 등은 먹지 않는다. 연어샐러드나 닭가슴살샐러드 같은 식사도 채소와 단백질이 함께 들어 있어 저녁식사로 좋다. 한식을 먹게 되면 양념하지 않은 두부를 밥처럼 생각하면서 다른 반찬들과 함께 먹는다.

주 3회 이상 피트를 한다

식이요법을 하면서 반드시 고강도 인터벌 트레이닝, 즉 피트를 함께 해야 효과적이다. 바쁘더라도 단 15분만 투자하면 충분하다. 다만 1주일에 최소 3회 이상은 피트를 해야 효과를 높일 수 있다.

8주 피트 프로그램

주	워밍업	Set 1		Set 2		Set 3		Set 4		Set 5	
		PHIT	R	PHIT	R	PHIT	R	PHIT	R	PHIT	R
1~2주	3분	2분	2분	2분	2분	2분	2분	2분	2분		
3~4주	3분	90초	2분	90초	2분	90초	2분	90초	2분	1분	2분
5~6주	2분	1분	2분	1분	2분	1분	2분	1분	2분	40초	2분
7~8주	2분	40초2	분	40초	2분	40초	2분	40초	2분	30초	2분

PHIT는 박용우 박사가 개발한 고강도 인터벌 트레이닝을, R은 휴식을 뜻한다.

매일 다이어트 일기를 쓴다

자신이 먹은 식사 내용뿐만 아니라 걸은 시간, 운동 등을 체크하기 위해 매일 다이어트 일기를 쓰는 것이 효과적이다. 8주에 10kg 이상 체중감량에 성공한 이들의 다이어트 일기 중 일부다.

날 짜	7월 24일	8월 14일
아침	단백보충제 + 무지방 우유, 영양제	단백보충제 + 무지방 우유, 영양제
점심	닭가슴살샐러드	밥 반 공기, 나물, 버섯, 쇠고기, 오징어
간식	단백보충제 + 무지방 우유	단백보충제 + 무지방 우유
저녁	삶은 오징어, 닭가슴살샐러드, 연두부, 영양제	닭가슴살샐러드, 연두부, 영양제
걸은 시간	30분~1시간	1시간~1시간 반
운동	헬스클럽에서 근력운동 1시간	헬스클럽에서 인터벌 트레이닝 + 근력운동 1시간 반
메모	만약에 식사를 한 끼 놓치게 되면 어떻게 해야 하나요?	주변 사람들이 많이 날씬해진 것 같다고 해서 좋습니다.
박용우 박사의 Advice	가급적이면 끼니를 놓치지 않도록 하되, 한 끼를 놓치더라도 3끼 식사를 유지하면 큰 문제는 없습니다. 다만 하루에 필요한 단백질을 4끼가 아닌 3끼로 얻으려면 신경 써서 더 섭취해야 합니다. 끼니를 거르면 여러 문제가 생깁니다. ❶ 기초대사량이 떨어진다. ❷ 다음 끼니에 과식이나 폭식의 위험성이 높아집니다. 따라서 내 몸을 리셋시키는 동안에는 가급적 하루 4끼를 유지하는 것이 가장 바람직합니다.	일단 주변의 반응, 날씬해졌다는 말이 긍정적인 영향으로 작용할 겁니다. 심적인 부담도 좀 되고요. 이번 기회에 확 달라진 모습으로 주위 사람들을 깜짝 놀라게 해주세요.

측정일시	체중	골격근량	체지방량	신체발달
10/08 14:00	87.7	36.9	21.9	74
10/01 13:57	88.2	36.5	23.1	72
09/17 14:30	87.3	35.0	24.7	67
09/02 15:10	89.3	36.8	23.8	72
08/18 12:45	91.1	36.8	25.6	70
07/31 17:01	95.6	37.3	29.3	67
07/24 16:07	95.5	36.6	30.5	64
07/17 15:18	98.1	36.1	33.8	60

A씨의 체성분 분석 결과이다.

날 짜	12월 26일	1월 6일
아침	단백보충제 + 저지방 우유, 토마토 1개, 삶은 달걀 1개, 영양제	단백보충제 + 저지방 우유, 토마토 1개, 삶은 달걀 1개, 영양제
점심	채소샐러드(적양배추·파프리카·양상추), 밥 ¼공기, 김치, 두부 ¼모 , 돼지고기수육 6장, 상추 12장, 깻잎 6장	잡곡밥 ½공기, 맑은소고기무국, 도토리묵무침, 고등어구이 ½토막, 김 5장
간식	단백보충제, 삶은 달걀 1개	단백보충제, 삶은 달걀 1개
저녁	두부 ⅓모, 닭가슴살샐러드 (닭가슴살 반 덩어리·양배추·파프리카· 양상추), 김치, 영양제	광어회 초밥 3개, 닭가슴살샐러드 (닭가슴살 · 파프리카 · 올리브 · 양상추 · 적양배추), 삶은 홍합 15개
걸은 시간	1~2시간	1시간
운동	인터벌 트레이닝 + 근력운동 1시간	인터벌 트레이닝 + 근력운동 1시간
메모	근력운동이랑 인터벌 트레이닝 5세트 하니까 넘 힘들어요.	다이어트 일기를 매일 쓰는 게 귀찮아지기 시작했습니다.
박용우 박사의 Advice	처음에는 운동에 익숙하지 않아 쉽게 지칠 수 있습니다. 또 몸이 본능적으로 지방을 잃지 않으려고 하니 쉽게 피로합니다. 몸살이 날 정도로 무리하게 운동을 한 것이 아니라면 시간이 지나면 점차 익숙해집니다.	다이어트 일기는 보이기 위한 숙제가 아니라 자기 스스로를 돌아본다는 생각으로 쓰세요. 오늘 실수한 것이 있어도 내일부터는 제대로 하겠다는 결심을 다시 한 번 세울 수 있습니다.

측정일시	체중	골격근량	체지방량	신체발달
02/04 15:22	68.2	23.3	25.1	68
01/28 15:09	70.0	23.4	26.9	67
01/20 15:56	71.0	22.8	29.0	63
01/14 15:08	73.0	23.9	29.0	66
01/07 15:08	74.3	23.7	30.8	64
02/31 15:16	75.0	23.9	31.4	63
12/24 11:28	77.2	24.2	33.0	62
12/17 13:49	78.7	24.9	33.4	63
12/12 15:02	80.7	25.3	34.5	63

B양의 체성분 분석 결과이다.

날 짜	3월 4일	3월 16일
아침	단백보충제 + 무지방 우유, 영양제	단백보충제 + 무지방 우유, 영양제, 사과 ½개, 달걀흰자 2개, 당근·오이(오전 간식)
점심	밥 ½공기 + 쇠고기구이 + 두부조림	오징어(데친 것), 채소(당근·오이·깻잎), 밥 ⅓공기
간식	쇠고기구이, 달걀흰자 3개	닭가슴살, 방울토마토, 견과류
저녁	단백보충제 + 무지방 우유, 삶은 달걀 1개, 영양제	단백보충제 + 무지방 우유, 영양제, 바나나 ½개, 달걀흰자 2개
걸은 시간	1시간	30분
운동	인터벌 트레이닝 20분	인터벌 트레이닝 20분
메모	평소보다 많이 움직이려고 노력은 하고 있습 니다. 하지만 쉽게 체중이 줄지 않는 것 같아 걱정입니다. 트레이너는 순환운동을 해보는 게 어떻겠냐고 합니다.	맵고 짠 음식을 좀 신경 써서 안 먹어 보려고 합니다. 달걀노른자도 먹어도 된다고 하셨는데, 저는 달걀을 하루에 4개 이상 먹는데요. 이럴 때도 노른자를 먹어도 되나요?
박용우 박사의 Advice	순환운동 역시 짧은 시간에 고효율을 낼 수 있는 운동입니다. 근력운동과 유산소 운동을 결합해 몸에 강한 자극을 주는 운동이니 좋습니다.	달걀노른자는 크게 신경 쓰지 않아도 됩니다. 달걀노른자에 콜레스테롤이 많긴 하지만 콜린 같은 레시틴 성분도 풍부하고 지용성 비타민도 많습니다. 무엇보다 달걀흰자의 단백질을 얻을 수 있는 이점이 더 큽니다.

측정일시	체중	골격근량	체지방량	신체발달
03/30 18:08	68.2	23.3	25.1	68
03/20 14:03	70.0	23.4	26.9	67
03/13 19:42	71.0	22.8	29.0	63
03/13 19:38	73.0	23.9	29.0	66
03/04 17:32	74.3	23.7	30.8	64
02/24 18:17	75.0	23.9	31.4	63
02/17 17:34	77.2	24.2	33.0	62
02/10 18:06	78.7	24.9	33.4	63
02/06 01:51	80.7	25.3	34.5	63

C씨의 체성분 분석 결과이다.

날 짜	2월 22일	3월 2일
아침	삶은 달걀 1개, 채소샐러드, 간장 + 발사믹 식초 드레싱 아주 조금, 생식용 두부 반 모, 팽이버섯 조금, 삶은 고기 2점	순두부, 채소샐러드, 갈치 1토막, 김치 3~4조각
점심	두부 반 모, 오리바비큐(껍질 떼고 기름은 종이타월에 닦아서) 7~8점, 백김치 7~8조각, 샐러드 ¼접시(드레싱 없이)	고등어 1토막, 채소샐러드, 밥 ⅓공기, 김치 3~4조각
간식	단백보충제	단백보충제
저녁	잡곡밥 2숟가락, 콩자반, 호두조림 조금, 잣 조금, 양배추 삶은 것, 쌈장 조금	단백보충제, 삶은 달걀 1개, 채소샐러드
걸은 시간	1시간	30분
운동	속보 1시간	헬스클럽에서 1시간 운동
메모	제가 체중이 너무 많이 나가서 말씀하신 인터벌 트레이닝이 발목이랑 무릎에 너무 무리가 오지 않을까 싶어 나중에 하려는데 괜찮을까요? 속보는 계속 하고 있습니다.	오늘부터 집 근처에 있는 헬스클럽에서 운동을 시작했습니다. 트레이너 선생님과 함께 시작하니 무척 재미도 있고 체계적이니 좋았습니다. 인터벌 트레이닝도 오늘부터 시 작했습니다. 힘은 들었지만 다 마치고 몸이 무척 개운하고 시원한 느낌이 들었습니다.
박용우 박사의 Advice	인터벌 트레이닝은 단시간에 몸에 강한 자극을 주기 위한 목적입니다. 발목이나 무릎에 자극이 올 수 있으므로 우선 속보로 시작해 몸이 익숙해지면 조금씩 뛰는 시간을 늘리는 것도 괜찮습니다.	본격적으로 운동을 시작했으니 이제는 단백보충제를 반드시 챙겨 먹어야 합니다. 운동을 아무리 열심히 해도 단백질 섭취가 부족하면 근육이 생기지 않습니다.

D씨(남성·27세)

측정일시	체중	골격근량	체지방량	신체발달
03/12 13:56	111.0	40.1	40.8	64
03/06 14:22	111.5	38.2	44.6	57
02/26 10:27	113.3	39.0	45.6	56
02/19 12:09	116.5	38.8	48.7	53

D씨의 체성분 분석 결과이다.

매일 자기 전에 체크하세요

❶ 하루 세 끼 식사와 오후 간식을 거르지 않고 챙겨 먹었다.

❷ 달걀, 생선, 해산물, 닭고기, 육류 살코기, 보쌈, 두부 등 단백질을 매 끼니 챙겨 먹었다.

❸ 설탕, 액상과당, 트랜스지방이 들어 있는 식품을 아예 먹지 않았다.

❹ 몸에 수분이 부족해지지 않도록 매일 하루 8컵 이상 물을 마셨다.

❺ 아침저녁으로 영양제를 챙겨 먹었다.

❻ 피트를 열심히 시행했다.

❼ 오늘 하루 동안 걸은 시간을 더하면 30분 이상이 된다.

8주 이후에도 식단에 신경 쓴다

이제부터 아침식사로는 현미시리얼이나 식이섬유가 들어 있는 시리얼 등을 저지방 우유와 함께 먹는 정도로 바꾼다. 빵을 좋아할 때는 정제한 흰 밀가루로 만든 빵이 아니라 통밀빵으로 골라 샐러드와 곁들여 먹는다.

감자나 고구마, 옥수수 등 전분류 식품도 적당량 먹어도 괜찮다. 하지만 탄수화물 섭취량은 어디까지나 신체활동량에 비례해서 늘려야 한다. 탄수화물 섭취가 조금씩 늘어나면 신체활동량도 그에 따라 늘린다.

피트 운동의 강도도 전보다 조금씩 높인다. 여기에 근력운동이나 유산소 운동을 병행하면 금상첨화다.

또 8주 동안 꾹 참아왔던 음식들을 조금씩 먹을 수 있다. 물론 금기식품에 해당되는 설탕, 액상과당, 트랜스지방은 건강을 위해 평생 끊는 것이 좋다.

하지만 기호식품인 만큼 일주일에 한 끼 정도는 '다이어트 휴식일'을 정해 두고 마음껏 먹는 것도 괜찮다. 일주일 중 어느 한 끼, 즉 토요일이나 일요일 점심 한 끼는 먹고 싶은 것을 마음껏 먹는 날이 바로 다이어트 휴식일이다.

다이어트 휴식일을 갖는 데는 2가지 목적이 있다. 첫째, 음식으로 인한 스트레스를 줄여 보자는 것이다. 특정 음식을 절대로 먹어서는 안 된다고 하면 스트레스가 심하지만, 일주일에 한 번 정도는 먹어도 된다고 하면 먹고 싶은 욕구를 참을 의욕이 생기고 스트레스도 덜 받는다. 폭식이나 과식은 불규칙한 식습관뿐 아니라 스트레스와도 밀접한 관계가 있다. 다이어트를 하면서 스트레스가 많으면 그 다이어트는 실패할 수밖에 없다.

둘째, 다이어트 휴식일을 갖는 것은 정신적인 측면뿐만 아니라 생리적인 신호를 조절하는 데도 긍정적인 효과가 있다. 음식 섭취량을 의도적으로 줄이면 우리 몸은 무리한 다이어트를 하는 것이 아니라도 에너지를 저장하기 위해 약간의 긴장 상태를 유지하려 든다. 이럴 때 한번쯤 신나게 먹어주면 우리 몸이 안심하면서 긴장을 풀게 된다. 결국 우리 몸을 달래가면서 칼로리 섭취 제한으로 인해 렙틴 농도가 떨어지는 것을 최소한으로 줄여보자는 의도다.

적어도 살을 빼겠다고 결심했다면 힘들더라도 8주 동안은 잘 참았다가 그 이후에 휴식일을 갖는 것이 바람직하다. 하지만 먹고 싶은 음식을 참기가 힘들어서 다이어트를 아예 시작하지 사람들도 많다. 이럴 때는 다이어트 휴식일을 두고라도 시작하는 편이 훨씬 낫지 않을까.

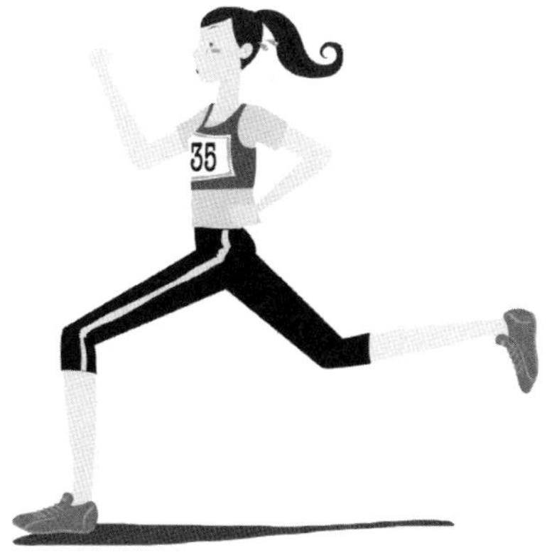

평생 습관으로 만들어라

원시인 다이어트는 살을 빼는 기간에만 실천하는 방법이 아니다. 우리 몸속의 유전자가 구석기 시대 원시인들과 같기 때문에 단백질 섭취는 늘리고 탄수화물 섭취를 줄이는 식습관을 계속 유지하는 것이 좋다.

특히 쾌감중추를 자극해 중독에 빠뜨리는 설탕과 정제 탄수화물에서 벗어나야 건강수명을 늘릴 수 있다. 평생 뱃살 걱정 없이, 그리고 건강하게 살고 싶다면 담배를 끊는 것처럼 이제는 단 음식도 끊어야 한다. 정제·가공해서 입안에서 살살 녹는 단맛이 아니라 구석기인들처럼 자연식품 자체의 맛을 즐기는 입맛으로 바꿔야 한다. 구석기 시대처럼 사냥과 채집으로 먹을 것을 구하지는 않더라도 내 몸 속의 유전자가 낯설어하는 음식을 생각 없이 먹어서는 안 된다.

입맛이 바뀌면 전과는 맛이 다르게 느껴진다. 일반 우유를 즐겨 마시는 경우에는 무지방 우유를 마시면 처음에는 고소한 맛이 적고 물 같아서 맛이 없다. 반대로 무지방 우유를 즐겨 마시는 사람은 일반 우유를 마시면 너무 느끼해서 마시기 힘들다. 이것은 그동안 마셔 온 우유에 입맛이 길들여져 있기 때문이다.

밥 이외의 탄수화물은 가능하면 먹지 않는다는 생각을 갖는 것이 좋다. 밥은 여러 가지 반찬과 함께 먹기 때문에 허용된다. 탄수화물 섭취를 줄이는 데 가장 효과적인 방법은 단백질과 오메가-3 지방산 섭취를 의식적으로 늘리는 것이다. 단백질은 쇠고기·돼지고기 살코기나 닭가슴살, 생선, 해산물 등으로 섭취한다. 고단백 식품인 달걀을 많이 먹는 것도 좋다. 출출한 느낌이 들 때는 패스트푸드 대신 오메가-3 지방산이 풍부한 호두나 아마씨 가루를 먹는다.

과자나 빵은 평생 먹지 말아야 할까. 100% 건강에 좋은 것만 챙길 수는 없는 노릇이다. 일주일에 한 끼 정도는 '다이어트 휴식일'을 정해서 좋아하는 과자나 빵을 편한 마음으로 먹더라도 건강해진 몸은 쉽게 망가지지 않는다.